体表肿瘤影像学解读实例

朱吉 著

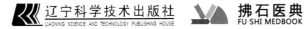
辽宁科学技术出版社
LIAONING SCIENCE AND TECHNOLOGY PUBLISHING HOUSE

拂石医典
FU SHI MEDBOOK

内容简介

　　影像医学诊断学知识并非影像科医师所专有，临床医师也应该具有初步的医学影像诊断学知识，并且熟悉其所在专业内的医学影像学诊断内容，多向影像科医师请教，以达到诊断更准确、治疗更规范的最佳结果；同时，对于疾病，特别是疑难病例的正确诊断，临床结果的呈现和临床医师的反馈也可以提供给影像科医师更确实可信的参考。另外，体表肿瘤涉及全身各个部位，众多的体表肿瘤病人在不同医院就诊时往往分散到各个科室，因此，本书除可为影像科医师提供参考之外，尚可作为各有关科室如整形外科、口腔颌面外科、普通外科、肿瘤科等临床医师，以及相关专业学生的学习参考书。

图书在版编目（CIP）数据

体表肿瘤影像学解读实例/朱吉著 . —沈阳：辽宁科学技术出版社，2020.6
ISBN 978 - 7 - 5591 - 1602 - 4

Ⅰ.①体… Ⅱ.①朱… Ⅲ.①肿瘤－影像诊断－案例 Ⅳ.①R730.4

中国版本图书馆 CIP 数据核字（2020）第 087706 号

出版发行：辽宁科学技术出版社
　　　　　北京拂石医典图书有限公司
　　　　　地址：北京海淀区车公庄西路华通大厦 B 座 15 层
联系电话：010-57262361/024-23284376
E - mail：fushimedbook@163.com
印 刷 者：中煤（北京）印务有限公司
经 销 者：各地新华书店

幅面尺寸：185mm×240mm
字　　数：296 千字　　　　　　　　　印　张：12
出版时间：2020 年 6 月第 1 版　　　　印刷时间：2020 年 6 月第 1 次印刷

责任编辑：李俊卿　　　　　　　　　　责任校对：梁晓洁
封面设计：潇　潇　　　　　　　　　　封面制作：潇　潇
版式设计：天地鹏博　　　　　　　　　责任印制：丁　艾

如有质量问题，请速与印务部联系　联系电话：010-57262361

定　　价：78.00 元

　　超声成像、电子计算机断层扫描（CT）、磁共振成像（MRI）、放射性核素成像等多种医学影像诊断学技术，都是临床疾病诊治过程中的重要诊断工具，有时甚至是关键性的确诊依据。近年来，随着磁共振成像的普及，其在软组织显像方面的优势得以凸显。MRI 软组织分辨率高于 CT，显像更清晰，但对于安装心脏起搏器、体内有金属材料或者侧重于骨骼或血管显像的患者，CT 有其独特的优势，两者互补更助于确诊。

　　较大的皮下体表肿瘤也包括各种肉瘤，如不能彻底切除，术后复发率很高，而影像学检查则有助于临床医师做出正确诊断，进一步制定合理的手术方案，减少患者的术后复发，从而减少患者的痛苦和社会的经济负担。本书所展示的体表肿瘤影像图片以磁共振成像为主，结合病史和术后病理来进一步印证影像诊断结果。本书按照肿瘤所在部位共分 7 章，病例 100 余例。资料均来自我院放射诊断科、整形外科多年来所收集到部分病例的 MRI 和 CT 图像，配以简要讨论编撰而成，体表肿瘤绝大部分疾病的诊断图像均已包含其中，但由于临床业务范围的限制以及资料收集欠完整等因素，本书还未能涵盖所有体表肿瘤的病种。对于尚未入围的病种，有待于今后再版时逐步加以补充和完善。

　　影像医学诊断学知识并非影像科医师所专有，临床医师也应该具有初步的医学影像诊断学知识，并且熟悉其所在专业内的医学影像学诊断内容，多向影像科医师请教，以达到诊断更准确、治疗更规范的最佳结果；同时，对于疾病，特别是疑难病例的正确诊断，临床结果的呈现和临床医师的反馈也可以提供给影像科医师更确实可信的参考。另外，体表肿瘤涉及全身各个部位，众多的体表肿瘤病人在不同医院就诊时往往分散到各个科室，因此，本书除可为影像科医师提供参考之外，尚可作为各有关科室如整形外科、口腔颌面外科、普通外科、肿瘤科等临床医师，以及相关专业学生的学习参考书。

我从事整形外科临床工作多年，本科室住院患者中三分之一为体表肿瘤患者。虽然我有多年教学、科研和临床实践经验，但鉴于科技的迅猛发展、知识的不断更新以及自身水平限制等多种原因，难免有所挂漏、不足，甚至谬误之处，在此诚恳希望读者们提出各种意见与建议，以便再版时予以修正。

朱 吉

2020 年春

目 录
CONTENTS

第 1 章　头面部肿瘤

第 2 章　颈部肿瘤

第 3 章　上肢肿瘤

第 4 章　下肢肿瘤

第 5 章　躯干肿瘤

第 6 章　臀部肿瘤

第7章　腹股沟肿瘤

第 1 章 头面部肿瘤

 ## 病例 1：多形性腺瘤

【简要病史】

女性，61 岁，1 年前无意中发现左面部质硬肿块，不伴疼痛，近期肿块增大较快。B 超示左面部皮下结节伴液化，性质待定。

【MRI 平扫和增强诊断印象】

左侧腮腺前方见结节影，T1WI 呈低信号、T2WI 呈高信号影，直径约 19mm，内见坏死，增强扫描明显不均匀强化。两侧颌面部诸骨形态良好。双侧颌面部软组织未见明显肿胀及异常信号影。增强后未见明显异常强化灶。两侧颌下腺、腮腺正常（图 1 -1）。

【诊断结论】

左侧腮腺混合瘤可能。

【病理诊断】

左面部多形性腺瘤（腮腺混合瘤）。

【说明】

腮腺可发生多种类型的肿瘤，其中良性肿瘤占 80% ～85%。良性肿瘤以多形性腺瘤（parotid pleomorphic adenoma，PPA）最多见，占 60% ～70%，其次为腺淋巴瘤（又称为 Warthin 瘤），占 4% ～30%。多形性腺瘤好发于中年女性，一般生长缓慢，无明显疼痛，如肿瘤较大，可能压迫面神经引起面部疼痛。

多形性腺瘤 MRI 表现为：T1WI 呈低信号，由于肿瘤内由上皮组织、黏液和软骨样间质构成，T2WI 呈不均匀高信号，增强扫描明显强化。

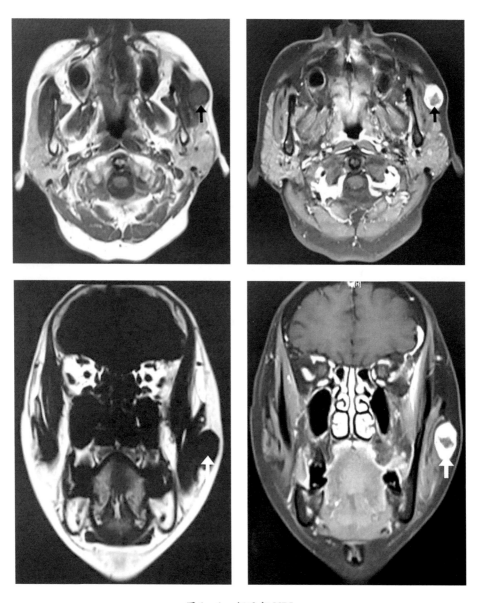

图 1-1　颌面部 MRI

 病例2：多形性腺瘤

【简要病史】

女，67岁，发现左面部质硬肿块1个月余，不伴疼痛，近期肿块增大较快。B超示左耳下腮腺内囊实性结节。

查体：左面部腮腺区可触及一大小约 3cm ×2cm 质硬肿块，边界尚清，无明显压痛。

【MRI 平扫和增强诊断印象】

左侧腮腺区见 16.2mm ×13.6mm 结节，呈 T1WI 低信号、T2WI 混杂高信号影，边界清，增强后明显不均匀强化。右侧腮腺形态、大小正常，未见异常信号及异常强化灶。双侧颈部及颌下见小淋巴结（图 1 -2）。

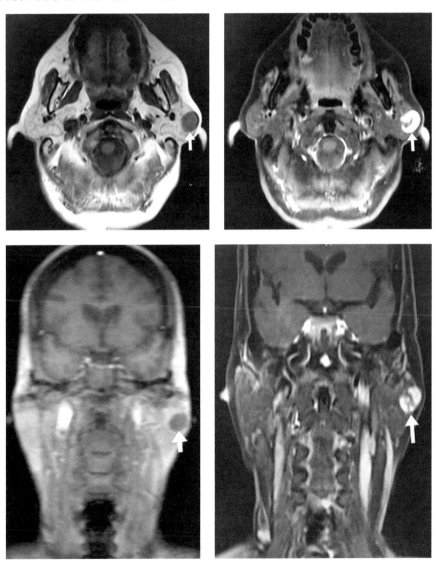

图 1 - 2　颌面部 MRI

【诊断结论】

左侧腮腺混合瘤可能。

【病理诊断】

左面部多形性腺瘤（腮腺混合瘤）。

【说明】

腮腺肿瘤中良性肿瘤占 80%～85%，其中多形性腺瘤（parotid pleomorphic adenoma，PPA）和 Warthin 瘤分别占 60%～70% 和 4%～30%。腮腺多形性腺瘤也称为混合瘤，可发生于任何年龄阶段，常无明显症状，生长缓慢，肿瘤多界限清晰，质地中等，无明显疼痛。

外科手术为治疗腮腺多形性腺瘤的主要方式。其中，腮腺全切除术复发率低，但会导致明显的面部凹陷畸形，并增加面瘫的发生率，严重影响患者的生活质量。腮腺浅叶切除术是腮腺多形性腺瘤的标准术式，复发率较低，改善了面部畸形，但仍需完整解剖显示出 5 支面神经，导致面神经损伤率高。而腮腺浅叶部分切除术只切除正常腮腺部分浅叶组织，不需要完整的解剖面神经，既不增加复发率，又可减少面神经损伤的概率。

病例 3：多形性腺瘤

【简要病史】

女，33 岁，患者 2 个月前无明显诱因下发现右耳垂下皮下肿块，无明显不适。B 超示：右侧腮腺实质性肿块，多形性腺瘤可能。

查体：右侧耳下皮下可触及一肿块，大小约 3.0cm×2.0cm，质硬，边界清，活动度可，无明显压痛，颈部可触及肿大淋巴结。

【MRI 平扫和增强诊断印象】

右侧腮腺区见 2.2cm×1.4cm 大小囊实性结节，T1W 呈稍低信号、T2W 呈高信号影，增强后可见明显强化。左侧腮腺形态及大小未见异常，增强后未见异常强化灶（图 1 −3）。

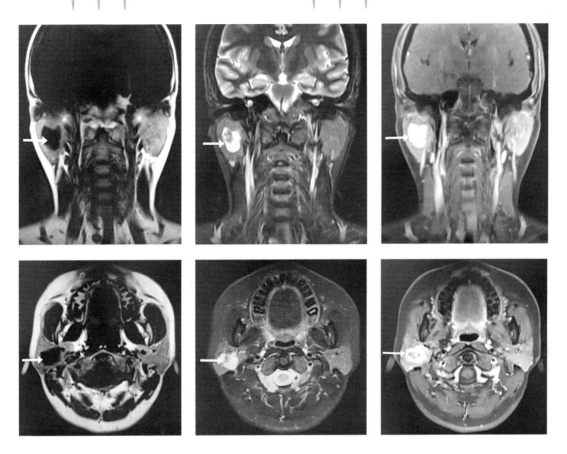

图 1 - 3　颌面部 MRI

【诊断结论】

右侧腮腺肿块，考虑多形性腺瘤可能。

【病理诊断】

（右腮腺）多形性腺瘤。

【说明】

多形性腺瘤 MRI 一般为 T1WI 低信号，由于肿瘤内由上皮组织、黏液和软骨样间质构成，T2WI 呈不均匀高信号，增强扫描明显强化。当各种成分的生长速率不同时，瘤体可表现为分叶状软组织肿块。

病例4：多形性腺瘤

【简要病史】

女性，68岁，发现左面部质硬肿块3年，无明显疼痛，近期肿块增大较快，有压迫感。主动脉夹层术后3年，主动脉瓣置换术后1年。

B超示左面部皮下实性低回声结节，边界可辨，内回声欠均匀，其内可见少许血流信号，考虑来源于左侧腮腺。

【CT诊断印象】

左侧腮腺区见团块状异常密度影，边界清楚，大小约22mm×30mm，左侧腮腺区、颈部见散在稍大淋巴结，右侧腮腺区未见异常密度影。双侧颞颌关节对称，骨质未见明显异常。左侧额窦、双侧筛窦及右侧上颌窦内可见液性密度影（图1-4）。

【诊断结论】

左侧腮腺区肿块；

左侧腮腺区、颈部淋巴结稍大；

左侧额窦、双侧筛窦及右侧上颌窦炎症。

【病理诊断】

（左面部）多形性腺瘤。

【说明】

腮腺可发生多种类型的肿瘤，良性肿瘤占80%～85%，其中多形性腺瘤（PPA）和Warthin瘤分别占60%～70%和4%～30%。由于这两种肿瘤的生物学行为差异较大，临床治疗方式不完全相同，需要加以鉴别。

CT分析发现，Warthin瘤与多形性腺瘤有相似点：均好发于腮腺的浅叶，大多为边界清楚的圆形或类圆形肿块、结节，肿瘤绝大多数具有完整的包膜，均表现为良性肿瘤的特征。同时，两者具有以下一些区别：多形性腺瘤以中年女性多见，Warthin瘤以老年男性多见；多形性腺瘤约90%为单发，Warthin瘤约60%为单发；平扫、增强及净强化CT值Warthin瘤均高于多形性腺瘤；另外，肿瘤与血管关系密切是Warthin瘤的特征，表现为其成分淋巴间质中有大小不等的大量血管形成，且病灶周边可见较多的扩张血管，增强呈明

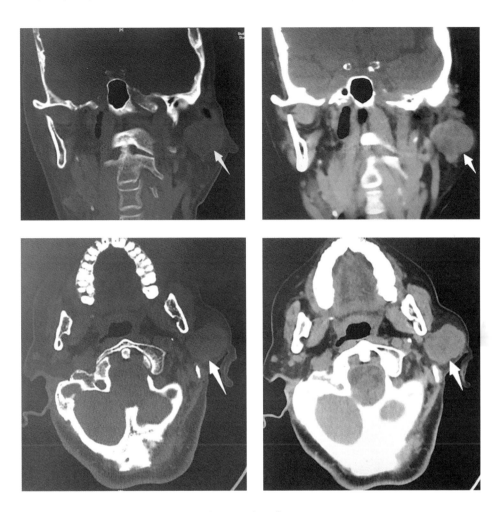

图 1 - 4　颌面部 CT

显强化。

 ## 病例 5：腺淋巴瘤

【简要病史】

男，65 岁，患者 2 年前无意中发现双侧面部肿块，突出皮肤，无明显不适。

查体：双侧面部见局部隆起，右面部可触及大小约 4cm ×3cm 大小肿块，左侧触及大小约 3cm ×2cm 肿块，边界清晰，表面光滑，无明显触痛。

【MRI 平扫和增强诊断印象】

双侧腮腺浅叶分别见类似圆形 T1WI 稍低、T2WI 略高信号肿块影，横断面大小分别约 26mm×16mm（右侧）、17mm×14mm（左侧），肿块边缘光滑，增强后轻度均匀强化。颈部未见明显肿大淋巴结影（图 1-5）。

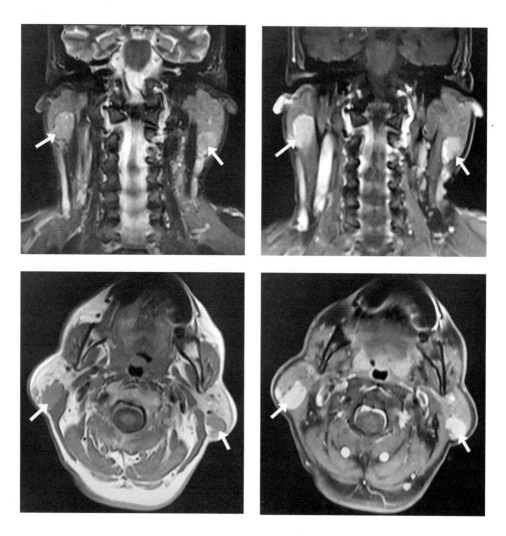

图 1-5　颌面部 MRI

【诊断结论】

双侧腮腺肿块，多形性腺瘤可能。

【病理诊断】

（双侧腮腺）Warthin 瘤。

【说明】

在腮腺良性肿瘤中以多形性腺瘤和腺淋巴瘤最常见，由于这两种肿瘤的生物学行为差异较大，临床治疗方式不完全相同。腮腺 Warthin 瘤，又称腺淋巴瘤或乳头状淋巴囊腺瘤，主要由上皮细胞和淋巴样组织组成。腮腺多形性腺瘤，肿瘤细胞类型较多，主要有包膜、上皮细胞、肌上皮细胞和间质成分等。两者具有一定的同一性。因此，术前准确的影像鉴别诊断具有重要意义。目前磁共振成像是腮腺肿瘤的主要影像检查手段。

正常腮腺组织含有丰富的脂肪组织，在 T1WI 上表现为高信号，而多形性腺瘤和腺淋巴瘤在 T1WI 上均呈低信号。多形性腺瘤在 T2WI、DWI 上表现为均匀或不均匀高信号，而腺淋巴瘤在 T2WI 上呈等信号者约占 70%、DWI 上呈不均匀高信号者约占 90%，两种病变在 T2WI 和 DWI 图上的信号特点具有一定的差异。这些差异可能与两种肿瘤的细胞组成成分有关。大多数 Warthin 瘤 T2WI 呈等、低信号，增强扫描表现为轻中度强化。

病例 6：腺淋巴瘤

【简要病史】

男，66 岁，患者 8 年前无意中发现右颈部肿块，无疼痛不适，未予重视，近 2 年来肿物较前明显增大。患者永久人工心脏起搏器置入术后。

查体：右下颌角处可见局部皮肤隆起，触及一大小约 8cm×5cm 肿块，质中，边界清，轻度压痛，活动度良好，与周围组织无明显粘连。

【CT 平扫和增强诊断印象】

右侧腮腺下方见结节影，大小约 3.6cm×2.5cm，边缘光整，增强后明显不均匀强化，左侧腮腺后方见 1.5cm×0.8cm 结节，增强后明显均匀强化。双侧颈动脉分叉部多发小淋巴结影（图 1-6）。

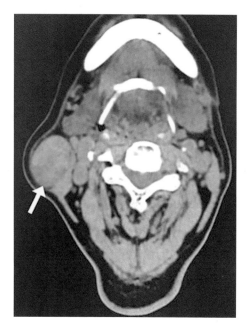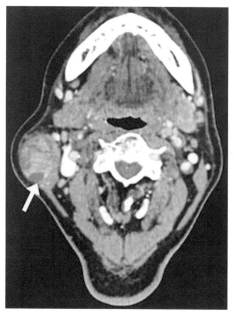

图 1-6　颌面部 CT

【诊断结论】

双侧腮腺多形性腺瘤可能，双侧颈部多发小淋巴结。

【病理诊断】

腮腺 Warthin 瘤。

【说明】

腮腺良性肿瘤中多形性腺瘤和 Warthin 瘤分别占 60% ～70% 和 4% ～30% 。

CT 结果表明，Warthin 瘤与多形性腺瘤有相似点：均好发于腮腺的浅叶，且多为边界清楚的圆形或类圆形肿块、结节，肿瘤绝大多数具有完整的包膜。同时，多形性腺瘤与 Warthin 瘤存在以下区别：多形性腺瘤以中年女性多见，Warthin 瘤以老年男性多见；多形性腺瘤约 90% 为单发，而 Warthin 瘤约 60% 为单发；平扫、增强及净强化 CT 值多形性腺瘤均低于 Warthin 瘤；肿瘤与血管关系密切是 Warthin 瘤的特征，表现为肿瘤淋巴间质中有大小不等的大量血管，病灶周边有较多的扩张血管，肿瘤血供丰富，因而增强呈明显强化。

病例7：腮腺海绵状血管瘤

【简要病史】

女，43岁，患者2个月前无意中发现左面部肿块，无红肿热痛，伴睡眠时流涎。于外院彩超提示：左腮腺混合瘤，双侧颈部淋巴结未见明显异常。未进行相关治疗。

查体：左侧面部腮腺区见局部隆起，可扪及一大小约4cm×2cm肿块，质韧，活动度好，无压痛，咬合时包块随下颌上下活动。

【MRI平扫和增强诊断印象】

左侧腮腺前部见一直径约16.5mm的类似圆形T1WI低、T2WI高信号肿块影，边界清晰，增强后中度不均匀强化。右侧腮腺形态可，未见明显异常信号或异常强化。两侧颈部散在稍大淋巴结（图1-7）。

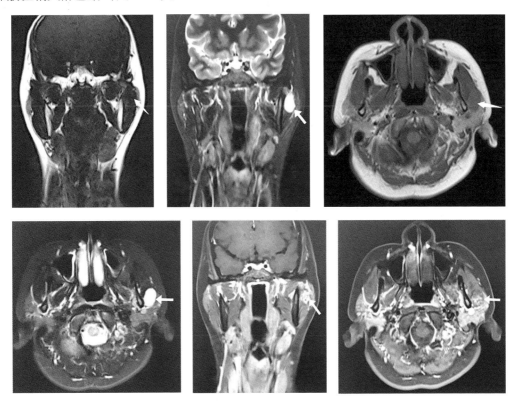

图1-7 颌面部MRI

【诊断结论】

左侧腮腺占位。

【病理诊断】

（左面部）海绵状血管瘤。

【说明】

血管瘤是软组织中较常见的良性肿瘤，约占软组织肿瘤的 7%。近年来，随着对该疾病的进一步认识，1863 年细胞病理学之父 Virchow 提出的分类概念（毛细血管瘤、海绵状血管瘤和蔓状血管瘤）已逐渐被淘汰，更多的采用 1982 年美国哈佛大学 Muliken 的分类，即根据血管内皮细胞特性、临床表现和自然病史的不同，分为血管瘤和脉管畸形两大类。静脉畸形以前称之为海绵状血管瘤，是临床上最常见的脉管畸形之一，由大小不等的扩张静脉构成，是一种低流速的脉管畸形，随身体的发育呈一定速度的生长，无自愈性，不会自行消退，约 40% 发生于头、面、颈部。静脉畸形通常以单一静脉结构存在，也可与其他血管结构混合，形成毛细血管静脉畸形或淋巴静脉畸形等混合畸形。海绵状血管瘤在腮腺少见。

静脉畸形的 MRI 影像信号改变与肿瘤大小及肿瘤内非血管成分有关，一般 T1WI 呈等低信号为主，T2WI 呈高信号为主，增强扫描多数呈明显不均匀强化，部分呈中等度强化，其间可见条索状影分隔。治疗有非手术和手术切除两种方法，可根据畸形的范围、界限、部位单独或联合使用。孤立性局限性的病灶可予以单纯手术切除。

病例 8：腮腺鳞状细胞癌

【简要病史】

女，51 岁，患者 2 年前无意中发现左面部肿块，外院手术切除（具体不详），病理诊断提示：鳞状细胞癌。1 年前再次触及左面部肿块，逐渐增大。

查体：左面部腮腺区皮下可触及一肿块，大小约 4.0cm×3.0cm，质硬，边界清，活动度差，无明显压痛。面部表情自然。

【CT 平扫和增强诊断印象】

左侧腮腺区见 4.0cm×3.1cm 高密度灶，以腮腺深叶为主，边缘欠清，包绕茎突，增强后动脉期不均匀强化，内见血管穿行，静脉期与腮腺组织分界不清，左侧腮腺下方见肿大淋巴结，直径约1.4cm，增强后不均匀强化，右侧腮腺未见异常强化（图1-8）。

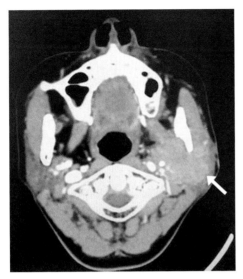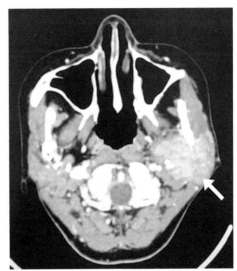

图1-8 颌面部CT

【诊断结论】

左侧腮腺占位，周围见多发肿大淋巴结。

【病理诊断】

（左腮腺）非角化型鳞状细胞癌。

【说明】

涎腺肿瘤在头颈部肿瘤中占3%，其中腮腺肿瘤占80%。腮腺恶性肿瘤在腮腺肿瘤中占15%～31%。临床上良性肿瘤发病年龄较小，恶性肿瘤发病年龄较大。腮腺恶性肿瘤有12%～14%可发生面神经瘫痪，而良性肿瘤临床上由于炎症也可有面神经受累症状，但极罕见。

肿瘤边缘、密度及有无肿大淋巴结为良、恶性肿瘤的鉴别要点。恶性肿瘤常侵犯浅叶及深叶，形态不规则，边缘模糊，邻近组织结构受侵。腮腺恶性肿瘤种类较多，最常见为黏液表皮样癌，约占1/3，其余依次为腺癌、鳞癌、腺泡细胞癌、多形性低度恶性腺癌、腺样囊性癌及恶性混合瘤。不同类型的肿瘤生物学行为表现不一，低度恶性的黏液表皮样癌、腺样囊性癌、部分腺泡细胞癌可以边缘清楚，有些良性多形性腺瘤也可呈分叶多结节状。

影像学检查对术前判断肿瘤的部位（包括侵犯浅/深叶，腮腺内/外）、侵犯范围、性质、有无淋巴结转移有重要价值。单纯影像学检查对判断肿瘤的良、恶性有一定限制，但结合临床表现其准确性可达90%。腮腺的影像学检查以MRI为佳，其软组织分辨率高；而CT应用相对较广，另外有部分无法行MRI检查患者只能行CT检查。CT扫描不能显示面神经，不如MRI，只能根据下颌后静脉的位置、形态进行推测。腮腺恶性肿瘤常伴淋巴结肿大，且淋巴结一般较小，大多在1.0～1.5cm，边缘常呈低、中度环形强化，中央低密度。

 ## 病例9：腮腺脂肪瘤

【简要病史】

男性，54岁，发现右面部肿块2年余，近5个月来肿块增大较快。外院CT提示：右侧腮腺肿块，脂肪瘤可能。

【MRI平扫和增强诊断印象】

右侧腮腺区见一椭圆形异常信号，呈T1W高、T2W低信号，大小约29.5mm×47.4mm，脂相呈高信号，压脂后呈低信号，增强后无强化。周围未见淋巴结肿大，右侧颈部未见明显异常（图1-9）。

【诊断结论】

右侧腮腺脂肪瘤。

【病理诊断】

右侧腮腺脂肪瘤。

【说明】

脂肪瘤是一种成熟脂肪细胞的良性肿瘤，是间胚叶肿瘤中最常见的一种，可发生于任何年龄。好发生于体表皮下脂肪组织，前臂、大腿、腰背部多见。本案例发生于腮腺，非常少见。

脂肪瘤MRI大多显示T1WI、T2WI均呈高信号，T2WI脂肪抑制序列呈低信号，脂肪组织间有纤维分隔。

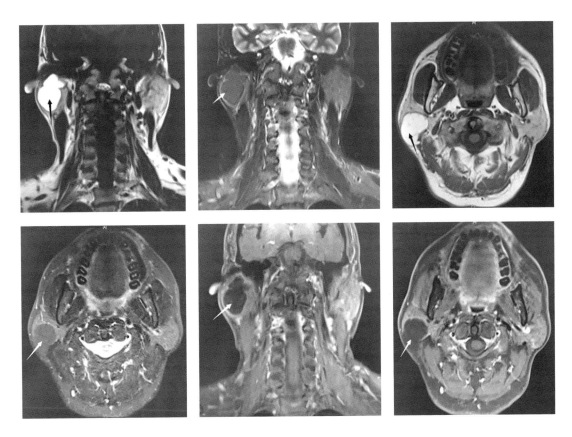

图1-9 颌面部MRI

病例10：腮腺淋巴结增生

【简要病史】

男，48岁，无意中发现右颊部鹌鹑蛋大小肿块2个月余，无不适，逐渐增大。

查体：右颊部近下颌角可见皮肤局部隆起，触及约3cm×4cm大小肿块，质中，活动度可，无触痛。

【MRI平扫和增强诊断印象】

右侧腮腺区前下部浅叶见类圆形T1WI低信号、T2WI高信号影，大小约1.4cm×1.8cm，肿块边缘光滑，实质信号均匀，增强后明显均匀强化。另见双侧腮腺内小结节样异常信号影，增强后可见强化。颈部未见明显肿大淋巴结（图1-10）。

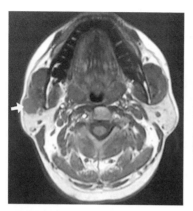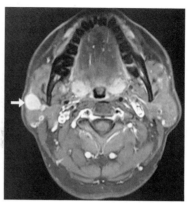
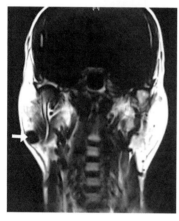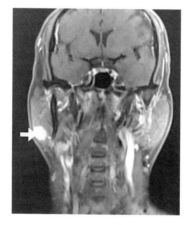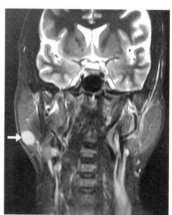

图 1-10　颌面部 MRI

【诊断结论】

右侧腮腺前下部结节；双侧腮腺小淋巴结可见。

【病理诊断】

（右腮腺）淋巴结增生，未见肿瘤性病变。

 ## 病例 11：鼻部动静脉血管瘤

【简要病史】

男，38岁，患者于2年前无意中发现鼻部蚕豆大小肿块，柔软、无压痛，逐渐增大。

查体：鼻尖部 1.3cm×1.5cm 肿块，质软、无压痛，表面皮肤未见异常。

【MRI 平扫和增强诊断印象】

鼻尖部皮下可见结节状 T1WI 低 T2WI 高信号影，边界清，大小约 1.4cm×1.2cm，增强后可见明显强化，周围未见明显肿大淋巴结（图 1-11）。

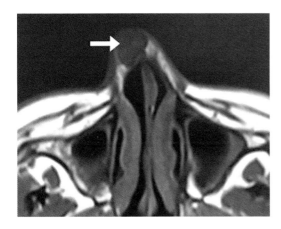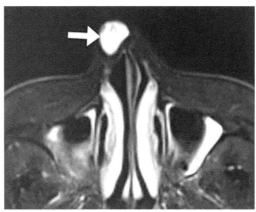

图 1-11　颌面部 MRI

【诊断结论】

鼻尖部皮下结节，考虑血管瘤。

【病理诊断】

（鼻部）动静脉血管瘤伴血栓形成。

【说明】

血管瘤是软组织中较常见的良性肿瘤，约占软组织肿瘤的 7%。1982 年，美国哈佛大学 John B. Mulliken 首次提出基于血管内皮细胞生物学特性的分类法，将传统的"血管瘤"（vascular anomalies）重新分为血管瘤（hemangioma）和脉管畸形（vascular malformation）。国际血管瘤和脉管畸形研究学会（ISSVA）于 2018 年对该分类系统再次修订，将单纯性血管畸形分为毛细血管畸形（CM）、淋巴管畸形（LM）、静脉畸形（VM）、动静脉畸形（AVM）和先天性动静脉瘘（AVF）。静脉畸形（venous malformation，VM）是临床上最常见的脉管畸形之一，由大小不等的扩张静脉构成，是一种低流速的脉管畸形，随身体的发育呈一定速度的生长，无自愈性，不会自行消退，约 40% 发生于头、面颈部，其中以口腔颌面部及气道内多见。

MRI能清楚显示静脉畸形的范围以及与周围组织紧密的关系，应作为首选的检查项目。其典型影像学特征为在T1WI呈等信号或低信号，增强时可见不均匀的强化，T2WI表现为明显的高信号，抑脂像更能清晰显示病灶。

病例12：额部鳞状细胞癌

【简要病史】

男，75岁，5年前发现左额部黄豆大小肿物，易破溃出血。5年来反复破溃并逐渐增至鸡蛋大小。

查体：左额部可见大小约4cm×5cm的肿物突出于皮肤，表面见暗红色结痂，质软，无明显触痛，周围皮肤稍有红肿。

【MRI平扫和增强诊断印象】

左侧额部皮下见一17mm×26mm T1WI稍低信号、T2WI稍低信号影，边界尚可，增强后明显强化，邻近骨质未见明显破坏。余扫及颌面部未见明显异常信号及异常强化（图1-12）。

【诊断结论】

左侧额部皮下纤维瘤可能。

【病理诊断】

左额部基底鳞状细胞癌。

【说明】

我国皮肤鳞状细胞癌（squamous cell carcinoma，SCC）发病率呈持续上升趋势，是恶性黑色素瘤之外最具侵袭性生长能力的皮肤恶性肿瘤。皮肤鳞状细胞癌好发于老年人，具有侵袭性，直接侵犯邻近皮肤、皮下脂肪层或肌肉，其次为淋巴结转移及血行转移。较大的肿瘤，尤其是侵入到真皮深部或皮下组织的肿瘤，转移的风险性更大，低分化比高分化肿瘤易转移。

鳞状细胞癌分为以下几种类型：结节隆起型或菜花型、溃疡型、深在浸润型和混合型。以结节隆起型最常见。皮肤鳞状细胞癌的皮肤损伤通常发生于某些皮肤病或由各种癌

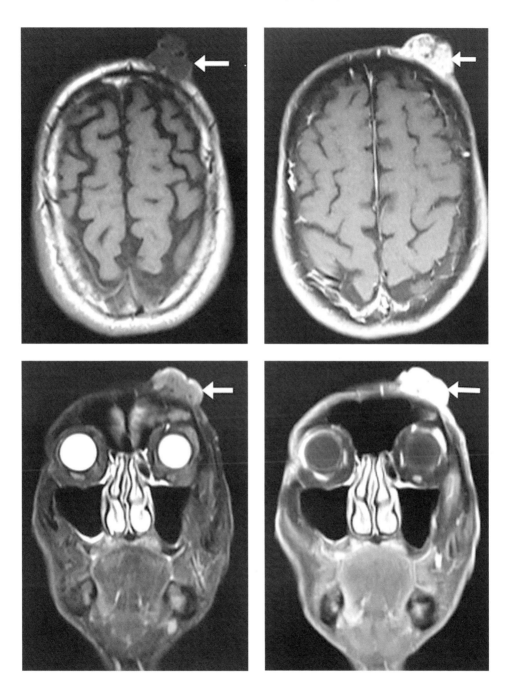

图 1 - 12 头颅 MRI

前病变演变而来，少数亦可为原发性。

皮肤鳞状细胞癌是血供较丰富的低至中度的恶性肿瘤，典型 MRI 表现为 T1WI 等或低信号、T2WI 稍高信号，增强扫描病灶呈中重度强化。MRI 具有很高的软组织分辨力，对皮肤鳞状细胞癌的定位诊断具有明显优势，而 CT 评价骨质破坏较为敏感。

 ## 病例 13：额部血管肉瘤

【简要病史】

男，88 岁，患者半年前发现右侧额部出现紫黑色肿物，半个月前曾行手术切除，进来又发现肿物，进行性增大，表面有破溃。

查体：右侧额部有 3.0cm ×1.0cm 大小黑色肿物，未突出皮肤，边界不清，表面有破溃。

【MRI 平扫和增强诊断印象】

右额部皮下可见不规则 T1WI 等低信号、T2WI 混杂高信号影，弥散受限，大小约 3.2cm ×1.0cm。增强后明显不均匀强化，邻近骨质吸收破坏（图 1 −13）。

【诊断结论】

结合病史考虑头皮下血管肉瘤。

【病理诊断】

（额部）血管肉瘤。

【说明】

血管肉瘤（angiosarcoma）是血管或淋巴管的内皮细胞起源的高度恶性软组织肿瘤，占软组织肿瘤的 1% ～2% 。血管肉瘤可发生于全身任何部位。头部和颈部皮肤的血管肉瘤最常见，好发于老年男性，约占 60% ，预后很差，5 年生存率为 10% ～20% 。一般分为 4 型：老年头面部血管肉瘤；淋巴水肿继发血管肉瘤；放射线治疗后血管肉瘤；其他各种少见血管肉瘤。其中老年头面部血管肉瘤最常见，属于原发性皮肤血管肉瘤，又称为 Wilson −Jones 型，占头颈部恶性肿瘤的 0.1% 以下，男女发病率之比为 1.7∶1。

血管肉瘤临床表现多种多样，大体可分为结节型、弥漫型和溃疡型。表浅病变起初类似碰伤后的青肿、瘀点或瘀斑，界限不清，病程进展较迅速，偶尔有溃疡形成，有时病灶周围形成小的卫星结节。低分化者表现为多灶性及广泛局部浸润，病灶呈局灶性颜色发

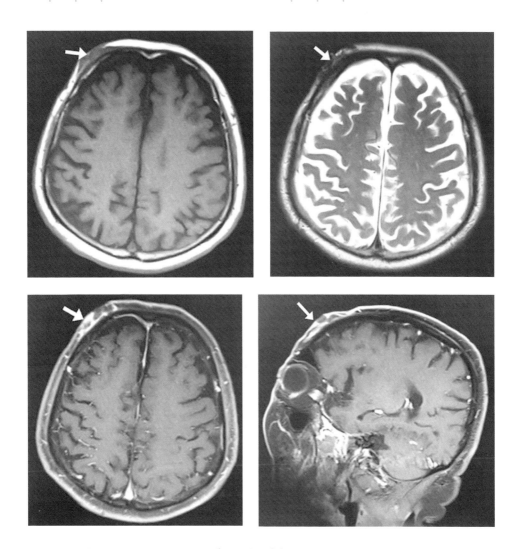

图 1-13　头颅 MRI

红，变深，局部隆起，生长迅速，易出血，可形成深底溃疡。

MRI 特征一般为 T1WI 呈不均匀或等信号，而 T2WI 呈高信号。

手术为主要治疗方法，化疗对于已有转移的患者有效。无论采取怎样的治疗，血管肉瘤的局部复发和远处转移的风险仍然很高，早期发现及时手术可能降低发病率和死亡率。

病例 14：头皮动静脉血管瘤

【简要病史】

男，30 岁，患者自 10 岁始发现头顶部巴掌大肿块，柔软，无明显不适，逐渐增大，曾行多次手术，症状反复加重。

查体：头顶部见一个 8cm ×9cm 肿块，局部隆起，质软，无压痛，无破溃，肤色较周围加深，上覆毛发，表面皮温较高，局部可触及血管搏动。未及耳后肿大淋巴结。

【MRI 平扫和增强诊断印象】

右侧顶部隆起，见 2.8cm ×7.6cm 混杂信号灶，T1WI 和 T2WI 低信号为主，T2WI 内见散在高信号影，DWI 弥散无受限，增强后明显不均匀强化。右侧局部骨质缺如。双侧大脑半球对称，灰白质分界清楚，脑实质内未见明显异常信号，脑室大小及形态均正常，脑池、脑沟无增宽或变窄；脑干、小脑形态及结构信号无明显异常。中线结构无移位。蝶鞍和垂体未见明显异常。增强后脑内未见明确的异常强化灶（图 1 –14）。

【诊断结论】

右顶部动静脉血管瘤。

【说明】

动静脉畸形（arteriovenous malformation，AVM）是一种高流量的先天性血管畸形，由扩张的动脉和静脉组成，异常的动静脉之间缺乏正常毛细血管床。AVM 发生率低，无性别差异。40% ~60% 的患者出生时即发现，易被误诊为毛细血管畸形或血管瘤。头颈部相对好发，其次为四肢、躯干和内脏。病灶局部表现为皮肤红斑，皮温高，可触及搏动或震颤。局部可出现疼痛、溃疡或反复出血，严重者因长期血流动力学异常可致心力衰竭。AVM 还引起外观畸形，重要组织器官受压及功能损害等。

绝大多数 AVM 可通过临床表现明确诊断。彩色多普勒可检测 AVM 的高流量特征；MRI 有利于明确病灶范围；DSA 是 AVM 诊断的金标准，治疗前需进行 DSA 检查，为治疗方案的选择提供指导。如果病灶累及骨骼，建议行 CTA 检查。动静脉畸形或蔓状血管瘤作为高流速血管畸形，MRI 表现为软组织内弥漫性生长的病变，无包膜，边界不清，可见粗大迂曲的血管影，MRI 表现为 T1WI 及 T2WI 均呈低信号的流空血管影。增强扫描

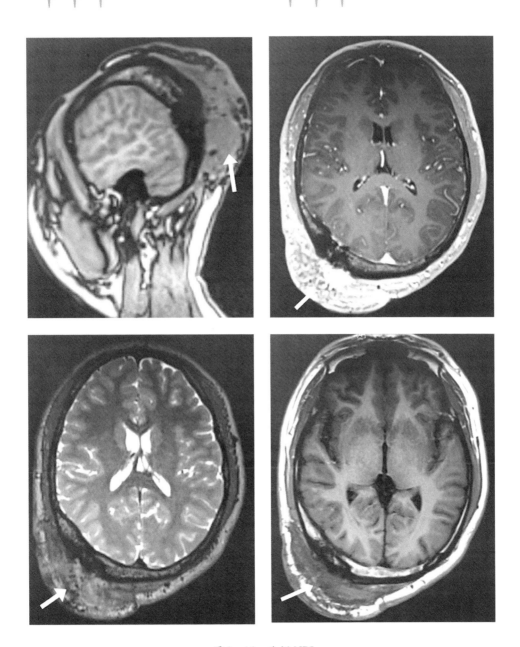

图 1 - 14　头颅 MRI

后可见粗大强化的迂曲血管影。

　　AVM 治疗困难，复发率高。治疗方式包括常规介入栓塞、无水乙醇介入治疗、外科手术和联合治疗等。治疗机制在于彻底破坏或栓塞异常动静脉交通的血管团，改变其异常的血流动力学。传统的供血动脉近端栓塞强调关闭供血动脉，因未彻底消除病灶本身，侧支动脉迅速形成而复发或加重病情。病灶部分切除手术也会因存在残余病灶极易复发。目前尚无成熟的药物治疗方式。

病例 15：头颅朗格汉斯组织细胞增生症

【简要病史】

女，63 岁，患者 1 个月前无明显诱因发现头顶皮下柔软肿块，无明显不适。

查体：头顶部局部皮肤隆起，大小约 3cm×3cm。触之质软，无压缩感，无压痛。

【MRI 平扫诊断印象】

左侧顶部见截面大小约 1.7cm×1.7cm 软组织包块，增强后明显强化，邻近颅骨骨质破坏。双侧大脑半球灰白质清晰，脑内未见明显异常密度灶。增强后脑实质内未见明显异常强化影（图 1 –15）。

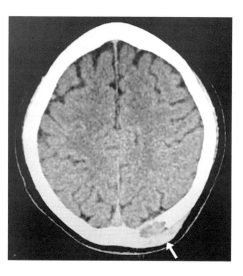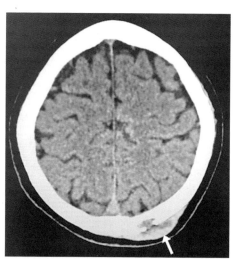

图 1 – 15　头颅 CT

【诊断结论】

左侧顶骨转移瘤可能。

【病理诊断】

（头皮）朗格汉斯组织细胞增生症。

【说明】

朗格汉斯组织细胞增生症（Langerhans cell histiocytosis，LCH）是由树突状细胞家族中的朗格汉斯组织细胞单克隆增生形成的肿瘤，可发生于任何年龄，以儿童多见，常累及骨，呈单病灶或弥漫状。

根据临床特征，LCH 可分为 3 种类型：①嗜酸性肉芽肿，为单一病灶，通常为骨的溶骨性病变，主要累及颅骨、股骨、椎骨、盆骨和肋骨，少数情况下累及淋巴结、皮肤或肺，主要发生于年龄较大的儿童和成人，是三种类型中预后最好的。②韩－薛－柯病（Hand－Schuller－Christian 病），为多灶性单系统疾病，表现为多发性的骨破坏，常伴有周围软组织肿块，最常累及颅骨和下颌骨，可伴有突眼、尿崩和牙齿脱落，主要发生于儿童或青年，病程进展缓慢，大多数患者都能活到成年。③勒－雪病（Letterer－Siwe 病），为多灶性多系统疾病，累及骨、皮肤、肝、脾及淋巴结等部位，主要发生于 2 岁以下幼儿，预后差。本病例属于第一种。

CT 显示 LCH 颅骨病变呈大小不等的圆形或类圆形不规则骨缺损，边界清晰，边缘无硬化，可在颅内外板形成软组织肿块。CT 表现为病灶周围骨质在早期多正常，随病变进展可出现硬化，在后期破坏区中出现小片致密骨质，为病灶修复的征象，这种征象在无临床症状的病例中多见。MRI 检查病灶大体 T1W1 为低信号，T2W1 为高信号，压脂呈高信号。MRI 在显示病灶大小、边界及周围关系方面优于 CT，但 MRI 对病灶内死骨的显示不如 CT。

单一病灶局部切除即可，若术中不能确定为 LCH 或骨肿瘤者，需行术中冷冻病理检查，以初步判定肿块的性质再决定切除范围。局灶性骨骼病变可单纯病灶刮除，无须全身化疗。一般来讲，单病灶、单系统者有自愈倾向，预后良好；多病灶多系统者预后较差，生物学行为倾向恶性。

病例 16：表皮样囊肿

【简要病史】

女，29 岁，1 个月前无意中发现右颌下一肿块，鹌鹑蛋大小，无明显不适。

查体：右颌下可见局部皮肤隆起，触及大小约 2cm×2cm 的肿块，质中，界清，活动度一般，无压痛，未触及搏动及震颤，表面皮肤未见异常。

【MRI 平扫和增强诊断印象】

双侧颌下腺显示可，未见明显异常信号及强化灶，右侧颌下见大小约为 2.0cm × 1.8cm T1WI 低信号、T2WI 高信号影，增强后未见强化，双侧颌下见数枚小淋巴结影（图 1 - 16）。

【诊断结论】

右侧颌下囊性病灶。

【病理诊断】

（右颌下）表皮样囊肿，考虑鳃裂源性。

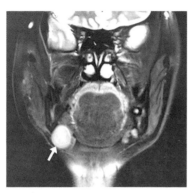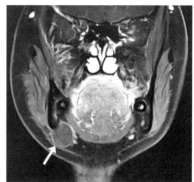
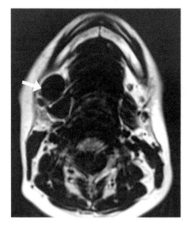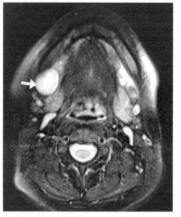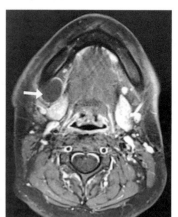

图 1 - 16 颌面部 MRI

【说明】

表皮样囊肿（epidermoid cyst）又称为胆脂瘤，有先天形成和后天获得两种情况。先天形成是由于胚胎时期神经管闭合时，外胚层细胞残留于神经管或异位于其他组织，而后发展形成皮样囊肿；后天获得主要是由于外伤、手术等原因使上皮细胞种植、异位于颅板、颅脑等组织形成。

MRI 表现为 T1WI 均匀低信号或稍高信号，边界清晰，T2WI 均表现为高信号，内部信号不均，DWI 呈稍高及高信号。

表皮样囊肿治疗主要是手术彻底摘除囊肿，否则可能复发。

病例 17：鳞状细胞癌

【简要病史】

男性，71 岁，发现左耳廓上缘肿物 10 个月余，无意中挠抓破溃，在当地医院给予换药治疗，未见明显好转。3 个月前在当地市医院就诊，行左耳廓皮肤溃疡切除及皮瓣转移修复术，术后病理报告提示：左耳廓皮肤鳞状细胞癌（高分化）。术后 1 个月予以放疗 9 次，放疗后伤口处皮肤出现红肿坏死，溃疡面逐渐增大，疼痛难忍。

查体：左颞部耳廓上缘见大小约 4cm×5cm 溃疡创面，边缘红肿、不规则，局部可见结痂、脓性分泌物，质脆，触之疼痛。创缘周围皮肤红肿明显。

【CT 平扫和增强诊断印象】

左侧外耳廓上方局部见片状软组织密度影，中央凹陷，范围约 40mm，邻近骨质未见明显破坏。两侧颞骨未见明显异常（图 1 −17）。

【MRI 平扫和增强诊断印象】

左侧外耳廓上方局部见片状软组织密度影，中央凹陷，范围约 40mm，呈 T1W 低、T2W 略高信号，增强后明显不均匀强化，邻近骨质未见明显破坏。两侧颞骨未见明显异常信号及强化灶。两侧上颌窦及筛窦黏膜增厚。左侧颈后间隙淋巴结增大（图 1 −18）。

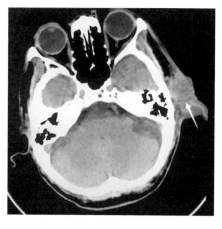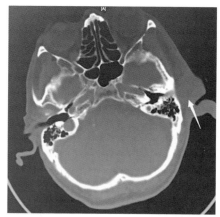

图 1 - 17　颌面部 CT

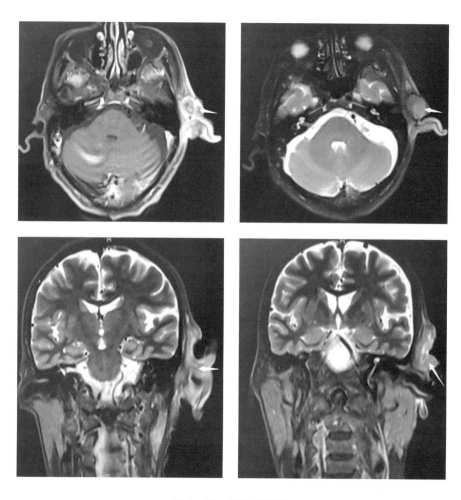

图 1 - 18　颌面部 MRI

【诊断结论】

左侧外耳廓上方皮肤软组织占位，考虑恶性。

两侧上颌窦及筛窦炎症。

【病理诊断】

左耳廓低分化鳞状细胞癌。

【说明】

鳞状细胞癌（squamous‐cell carcinoma，SCC）是临床常见的皮肤肿瘤，与日光中的紫外线照射有一定关系。皮肤鳞癌起源于表皮角质形成细胞，是除恶性黑素瘤以外最具侵袭性生长能力的恶性肿瘤，好发于颞、颊、下唇、头皮和手背，头颈部占 65%，多见于 50 岁以上男性。鳞状细胞癌表现为浸润性硬块、斑块，表面或形成溃疡，或呈菜花状，基底部有浸润，边界不清，转移率高，因此，鳞癌的诊断及治疗更需早期发现及时手术。临床确诊依赖于组织病理学检查。

MRI 表现为 T1WI 基本为等或低信号、T2WI 稍高信号，增强后扫描病例均有中等以上强化。CT 通常表现为病变区域皮肤的异常增厚，较大病变局部形成软组织肿块影，皮下脂肪组织密度增高模糊，侵犯颅骨可有骨质破坏。CT 平扫皮肤肿块与邻近肌肉常呈等密度，边界难以区分，增强后皮肤病变强化程度高于肌肉，有利于划分病变与肌肉之间的境界，为手术提供参考。

 # 病例 18：皮脂腺癌

【简要病史】

男，67 岁，2 年前无意中发现左面部一约蚕豆大小肿块，予以门诊手术切除，病理诊断为皮脂腺癌。之后由于复发曾行 2 次手术，1 个月前患者再次发现左面部质硬肿块。

查体：左面颊部可见大小约 2cm×2.5cm 肿块，质硬，活动度差，无明显触痛，肿块下方组织缺损凹陷，可见陈旧性手术瘢痕。

【MRI 平扫和增强诊断印象】

左面部肿块切除术后，左侧下颌骨外侧皮下见数枚结节影，T1WI 呈等低信号，T2WI 呈高信号，增强后可见环形强化，边界欠清，部分融合，大者长径约 1.2cm。双侧颈部未见明显肿大淋巴结影（图1-19）。

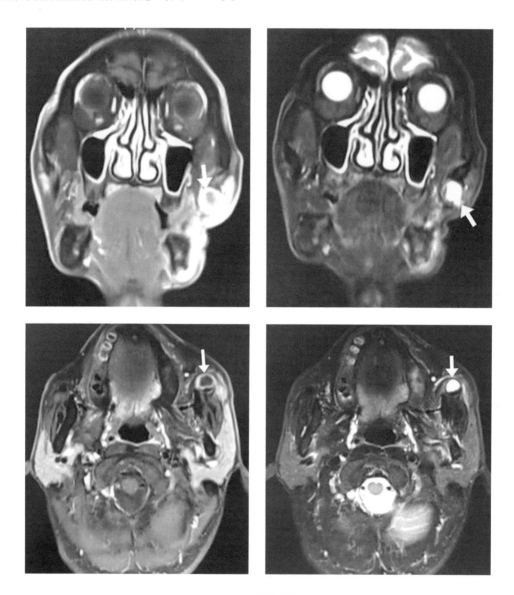

图1-19　颌面部MRI

【诊断结论】

左面部肿块切除术后，考虑复发可能。

【病理诊断】

左面部皮脂腺癌复发。

【说明】

皮脂腺癌（sebaceous carcinoma）是一种罕见并具有潜在侵袭性的皮肤恶性肿瘤，约占所有皮肤恶性肿瘤的 0.2% ～4.6%。常发生于眼睑、面部、头皮等处的皮脂腺，约75%的皮脂腺癌发生于眼部周围，因此，皮脂腺癌通常被分为眼周和眼外皮脂腺癌。继基底细胞癌和鳞状细胞癌之后，皮脂腺癌是眼睑的第三大常见恶性肿瘤。WHO 将皮脂腺癌定义为一种侵袭性恶性肿瘤，由具有一定多形性、核异型性及不同程度的成熟性肿瘤性皮脂腺细胞组成，常呈巢状或条索状排列。

手术切除是治疗皮脂腺癌的有效方式，必要时行区域淋巴结清扫，术后可予以辅助放疗。皮脂腺癌局部复发率约29%，有14%～25%的病人还会发生淋巴结转移或肝、肺、脑、骨等处的远处转移。

 ## 病例19：上皮－肌上皮癌

【简要病史】

男，84 岁，18 年前发现左耳后一肿物，约花生大小，无明显不适，未予重视。2 年来发现肿物逐渐增大，现约鸡蛋大小，质硬，未曾破溃。

查体：左耳垂后方见一大小约 4cm×6cm 的肿物突出于皮肤，质硬，表皮红肿，未见破溃。

【MRI 平扫和增强诊断印象】

左耳后见椭圆形 T1WI 稍低信号、T2WI 高信号影，内见条片状 T1WI 等信号、T2WI 低信号影，大小约 3.2cm×5.5cm，边界清，增强后囊性部分未见明显强化，边缘及内部实性成分可见强化（图1－20）。

【诊断结论】

左耳后囊实性占位，考虑低度恶性肿瘤可能。

【病理诊断】

（左耳后）上皮－肌上皮肿瘤，考虑为上皮－肌上皮癌。

【说明】

上皮－肌上皮癌（epithelial－myoepithelial carcinoma，EMC）在涎腺肿瘤中所占比例不

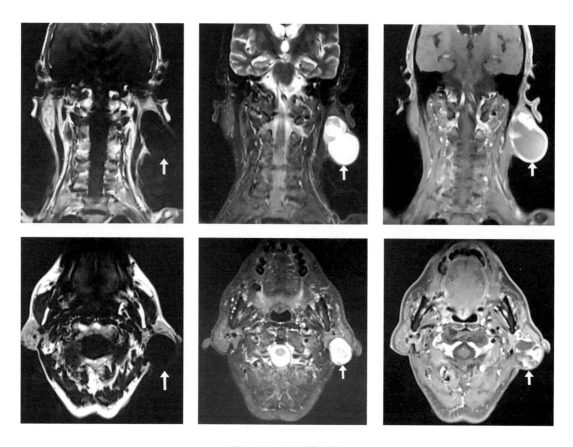

图 1 - 20　颌面部 MRI

到 1% ，属于相当罕见的一类恶性肿瘤，最早于 1972 年由 Donath 首先报道，至今约有 300 多例病例报告。WHO 于 1991 年将其列为一类独立的涎腺肿瘤。好发年龄 60 ～ 70 岁，男、女之比约为 1∶1.5。大约 75% 的上皮－肌上皮癌来源于腮腺，约 10% 来源于颌下腺，剩余的 10% ～ 15% 则来源于小涎腺。由于上皮－肌上皮癌的发病率相对较低，因此国内外的文献多以个案报道为主。

典型的上皮－肌上皮癌常表现为无痛性缓慢生长的肿块，低度恶性，在组织病理学上表现为由双层细胞构成，即内层的腺上皮细胞和外层的透明肌上皮细胞。

外科广泛切除并保证足够的安全切缘是上皮－肌上皮癌的首选治疗方式。文献报道术后的复发率达 40% 左右。

病例20：神经纤维瘤

【简要病史】

女，17岁，患者出生后6个月即发现右侧嘴角处一肿物，初始如黄豆大小，随着年龄增长逐渐增大，出现右面部皮肤及右眼睑下垂，近3年行手术3次，术后效果可。近半年右面部再次出现皮肤下垂。

查体：右侧面部皮肤明显下垂，可见散在斑块状色素沉着。右眼和右唇向下歪斜，右眼无法完全闭合，右唇角可见一大小约1cm×1cm球形肿物，突出皮肤黏膜。鼻部右侧可见一长约6cm的手术瘢痕。右耳前可见一长约4cm的手术瘢痕。

【MRI平扫和增强诊断印象】

右侧颜面部、鼻部、眼睑、颞部软组织肿胀，皮肤增厚，呈T1WI、T2WI混杂信号改变，增强扫描明显强化，眼球受压内陷。蝶鞍扩大，左侧颞部、鞍上、蝶鞍见大片T1WI低、T2WI高信号灶，垂体及垂体柄向右偏斜。双侧颈部多发肿大淋巴结影（图1-21）。

【诊断结论】

右侧颜面部、鼻部、眼睑、颞部神经纤维瘤可能；

左侧颞部、鞍上、蝶鞍蛛网膜囊肿可能；

双侧颈部多发淋巴结肿大。

【病例诊断】

（右面部）神经纤维瘤。

【说明】

神经纤维瘤病（neurofibromatosis，NF）是一种起源于神经上皮组织的常染色体显性遗传病，主要累及皮肤、周围神经和中枢神经系统，主要特征为皮肤牛奶咖啡斑和周围神经多发性神经纤维瘤。本病分为Ⅰ型神经纤维瘤病和Ⅱ型神经纤维瘤病。其中Ⅰ型较为常见，占所有神经纤维瘤病的90%，发生率约1/3000。

MRI表现为T1WI呈低、等或高信号，T2WI呈高信号，边界清楚，无强化。MRI检查可发现病灶位置和体内分布方式，结合临床表现可作出准确诊断。

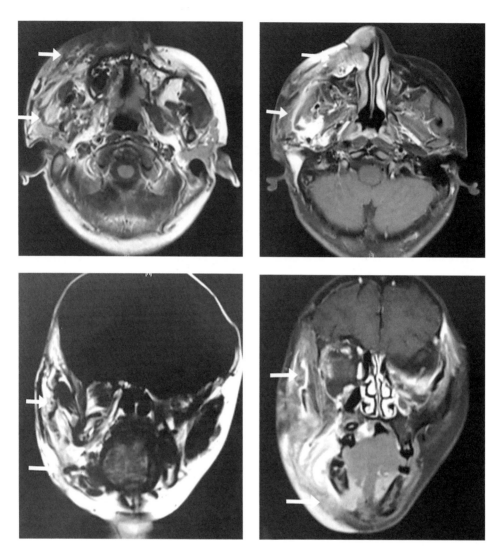

图 1-21　颌面部 MRI

由于病灶广泛，手术无法根治，复发率高，手术以缓解症状和改善生活质量为目的。

病例21：上唇血管瘤

【简要病史】

女性，32岁，患者3岁时受伤后出现左上唇肿块，晨起严重，暮后减轻，近年来逐渐加重，上唇左右明显不对称。

　　查体：左上唇可见局部向下向前膨隆，触之质软，有压缩感，唇缘左右明显不对称。

【MRI 平扫和增强诊断印象】

　　上唇口轮匝肌内可见类椭圆形异常信号，T1WI 呈等信号、T2WI 呈混杂高信号，边界尚清，增强后可见明显强化；余所示颌面部软组织信号均匀，增强未见明显异常强化灶（图 1 −22）。

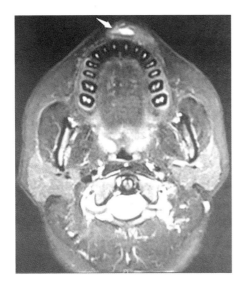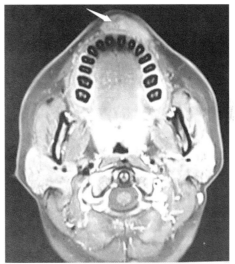
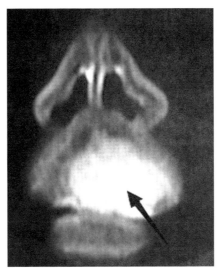

图 1 −22　颌面部 MRI

【诊断结论】

上唇口轮匝肌内血管瘤可能。

【病理诊断】

上唇血管瘤。

【说明】

1982 年，美国哈佛大学 John B. Mulliken 首次提出基于血管内皮细胞生物学特性的分类法，将传统的"血管瘤"（vascular anomalies）重新分为血管瘤（hemangioma）和脉管畸形（vascular malformation）。国际血管瘤和脉管畸形研究学会（ISSVA）于 2018 年对该分类系统再次修订。将单纯性血管畸形分为毛细血管畸形（CM）、淋巴管畸形（LM）、静脉畸形（VM）、动静脉畸形（AVM）和先天性动静脉瘘（AVF）。静脉畸形（venous malformation，VM）是临床上最常见的脉管畸形之一，由大小不等的扩张静脉构成，是一种低流速的脉管畸形，随身体的发育呈一定速度的生长，无自愈性，不会自行消退，约40%发生于头、面颈部，其中以口腔颌面部及气道内多见。本病例即为静脉畸形。

由于静脉畸形内有丰富的血液及流动性，MRI 能清楚显示静脉畸形的范围，以及与周围组织紧密的关系，应作为首选的检查项目。其典型影像学特征为 T1WI 呈等信号或低信号，增强时可见不均匀的强化，T2WI 表现为明显的高信号，抑脂像更能清晰显示病灶。

病例22：头皮血管瘤

【简要病史】

患者于 3 年前无意中发现头顶部一肿块，近 3 个月来肿块逐渐增大，质软，边界清楚，无压痛，肿块表面皮肤无异常。

查体：头顶部局部膨隆，面积约 5cm×4cm，表面颜色正常，质软，触诊可压缩，无压痛。

【MRI 平扫和增强诊断印象】

左侧顶部皮下见结节状异常信号影，大小约 10.2cm×13.4cm，呈 T1W 低信号、T2W 高低混杂信号影，弥散受限，增强后不均匀明显强化。双侧大脑半球对称，脑实质内未见明显异常信号（图1-23）。

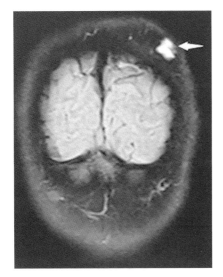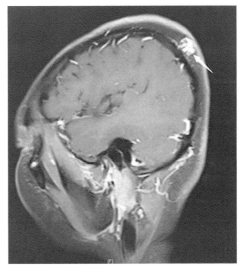

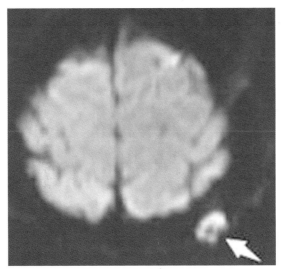

图1-23　头颅MRI

【诊断结论】

左侧顶部皮下结节，考虑血管瘤可能大。

【说明】

血管瘤是软组织中较常见的良性肿瘤，近年来，随着对该疾病的进一步认识，1863年

Virchow 提出的分类概念（毛细血管瘤、海绵状血管瘤和蔓状血管瘤）逐渐被淘汰，更多的是采用1982年美国哈佛大学 Muliken 的分类方式，即根据血管内皮细胞特性、临床表现和自然病史的不同，分为血管瘤和脉管畸形两大类。本案例为脉管畸形。静脉畸形（venous malformation，VM）以前称之为海绵状血管瘤，是临床上最常见的脉管畸形之一，病理表现为从毛细血管到腔穴不等的扩张血管腔窦。静脉畸形通常以单一静脉结构存在，也可与其他血管结构混合，形成毛细血管静脉畸形或淋巴静脉畸形等混合畸形。

MRI 影像信号改变与肿瘤大小及肿瘤内非血管成分有关，一般 T1WI 呈等低信号为主，中间可见条索状中等信号分隔；T2WI 呈高信号为主，增强扫描多数呈明显不均匀强化，部分呈中等度强化，其间可见条索状分隔影。

参考文献

［1］中华医学会整形外科分会血管瘤和脉管畸形学组．血管瘤和脉管畸形的诊断及治疗指南（2019 版）［J］．组织工程与重建外科杂志，2019，15（5）：277－317．

［2］Basmaci M，Hasturk AE．Giant occipitocervical lipomas：evaluation with two cases［J］．J Cutan Aesthet Surg，2012，5（3）：207－209．

［3］Johnson CN，Ha AS，Chen E，et al．Lipomatous soft－tissue tumors［J］．J Am Acad Orthop Surg，2018，26（22）：779－788．

［4］Kaneyama K，Yamataka A，Okazaki T，et al．Magnetic resonance imaging in lipoblastoma：can it be a diagnostic modality?［J］．Asian J Surg，2006，29（3）：198－201．

［5］Emmanuelle SL，Baazov A，Fichman S，et al．Current management of lipoblastoma［J］．Eur J Pedia，2018，177（2）：237－241．

［6］Choi DS，Na DG，Byun HS，et al．Salivary gland tumors：Evaluation with two－phase helical CT．Radiology，2000，214（1）：231－236．

［7］Comoglu S，Ozturk E，Celik M，et al．Comprehensive analysis of parotid mass：a retrospective study of 369 cases．Auris Nasus Larynx，2017，45（2）：320－327．

［8］Singh K，Agarwal C，Pujani M，et al．Carcinoma ex pleomorphic adenoma：A diagnostic challenge on cytology［J］．Diagn Cytopathol，2017，45（7）：651－654．

［9］Lu H J，Chen C H，Yen C C，et al．Refractory cutaneous angiosarcoma successfully treated with sunitinib［J］．Br J Dermatol，2013，169（1）：204－206．

［10］Dickerson，EB，Marley K，Edris W，et al．Imatinib and dasatinib inhibit hemangiosarcoma and implicate PDGFR－β and Src in tumor growth［J］．Transl Oncol，2013，6（2）：158－168．

［11］Panje WR，Moran WJ，Bostwick DG，et al．Angiosarcoma of the head and neck：Review of 11 cases［J］．

Laryngoscope, 2009, 96 (12): 1381 –1384.

[12] Shustef E, Kazlouskaya V, Prieto VG, et al. Cutaneous angiosarcoma: a current update [J] . Clin Pathol, 2017, 70: 917 –925.

[13] Wang J, Wu X, Xi ZJ. Langerhans cell histiocytosis of bone in children: a clinico – pathologic study of 108 cases [J] . World J Pediatr, 2010, 6 (3): 255 –259.

[14] Schmidt S, Eich G, Geoffray A, et al. Extraosseous Langerhans cell histiocytosis in children [J] . Radio Grapics, 2008, 28 (3): 707 –726.

[15] Mermuys K, Wilms G, Demaerel P. Epidermoid cyst of the fourth ventricle: diffusion – weighted and flair MR imaging findings [J] . JBR – BTR, 2008, 91 (2): 58 –60.

[16] Rao NA, Hidayat AA, McLean IW, et al. Sebaceous carcinomas of the ocular adnexa: A clinicopathologic study of 104 cases, with five – year follow – up data [J] . Hum Pathol, 1982, 13 (2): 113 –122.

[17] Dasgupta T, Wilson LD, Yu JB. A retrospective review of 1349 cases of sebaceous carcinoma [J] . Cancer, 2009, 115 (1): 158 –165.

[18] Barnes L, Eveson JW, Reichart P, et al. WHO classification of tumours, pathology and genetics, head and neck tumours [M] . Lyon: IARC Press, 2005: 231.

[19] Altemani A, Vargas P A, Cardinali I, et al. Sebaceous carcinoma of the parotid gland in children: an immunohistochemical and ploidy study [J] . Int J Oral Maxillofac Surg, 2008, 37 (5): 433 –440.

[20] Bailet JW, Zimmerman MC, Arnstein DP, et al. Sebaceous carcinoma of the head and neck case report and literature review [J] . Arch Otolaryngol Head Neck Surg, 1992, 118 (11): 1245 –1249.

[21] Li CY, Shirasuna K, Ishibashi H, et al. Epithelial – myoepithelial carcinoma arising in pleomorphic adenoma of the palate [J] . Oral Surg Oral Med Oral Pathol Oral Radiol Endod, 2000, 90: 460 –465.

[22] Deere H, Hore I, McDermott N, et al. Epithelial – myoepithelial carcinoma of the parotid gland: a case report and review of the cytological and histological features [J] . J Laryngol Otol, 2001, 115: 434 –436.

[23] Thiagalingam S, Flaherty M, Billson F, et al. Neurofibromatosis type I and optic pathway gliomas: follow – up of 54 patients [J] . Ophthalmology, 2004, 111 (3): 568 –577.

第2章	颈部肿瘤

病例1：甲状旁腺囊肿

【简要病史】

女，47岁，患者1年前单位体检时颈部B超发现颈部有一肿块，吞咽时颈部有异物活动感，左颈部肌肉时有酸痛。

查体：左颈部外观未见明显异常，未触及明显肿块。

【MRI平扫和增强诊断印象】

左锁骨上区见大小约33mm×38mm×50mm类圆形T1WI低、T2WI高信号肿块影，边界清晰，增强后无明显强化。两侧锁骨上区未见明显肿大淋巴结（图2-1）。

【诊断结论】

左锁骨上区囊肿。

【病理诊断】

甲状旁腺囊肿。

【说明】

甲状旁腺肿瘤临床少见，包括腺瘤、囊肿和腺癌三种病理类型。甲状旁腺囊肿（parathyroid cyst，PC）是一种临床比较少见的疾病，文献报道发病率0.075%～3%，男女比例约1:3，发病年龄多在40～50岁。根据其是否分泌甲状旁腺素将其分为功能性PC和非功能性PC两类。功能性PC约占1/3，可发生于下颌角至纵隔的任何部位，多表现为高甲状旁腺素症状和体征，导致钙、磷代谢紊乱；非功能性PC好发于下组甲状旁腺，且60%发生于左侧，临床常无明显症状，当囊肿增大时可引起压迫症状，出现吞咽梗阻感及呼吸道

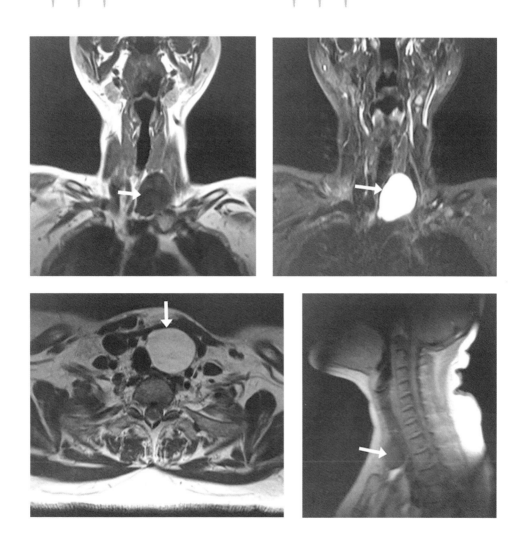

图 2-1　颈部 MRI

刺激症状。临床对肌无力、骨关节疼痛、骨质疏松等症状，以及一些泌尿系结石和反复骨折的患者不仅要重视局部病变的诊治，而且要考虑甲状旁腺肿瘤的可能性，并进行必要的血钙、血磷检测，PTH 测定。本病例为非功能性 PC。

由于甲状旁腺体积较小，无论超声、CT、MRI 还是功能性核素显像均不能识别正常的甲状旁腺。因此，肿瘤的定位是影像学诊断的关键。甲状旁腺囊肿 MRI 一般表现为颈部及胸部圆形或卵圆形 T1WI 低信号、T2WI 高信号影。超声诊断与核素成像基本一致，定位、定性诊断均较好，甲状旁腺腺瘤、甲状旁腺癌的超声特征存在显著差异，因此联合

MRI 和超声检查可以增加诊断的准确性。

甲状旁腺囊肿可以行单纯囊肿切除术，无须探查其余甲状旁腺情况。多数甲状旁腺囊肿位于甲状腺后下方，贴近喉返神经与甲状腺下动脉交叉处，处理时应注意避免出血和误伤喉返神经。

 # 病例2：囊性淋巴管瘤

【简要病史】

男性，50 岁，1 年前无意中发现左侧颈部肿块，近 2 个月增大明显，局部压迫不适。

查体：左颈部皮肤隆起，触及 8cm ×6cm 大小肿块，质软，无压痛，表面皮肤无异常。

【MRI 平扫和增强诊断印象】

左侧颈部肌间隙见巨大团块样异常信号影，T1WI 呈等低信号，T2WI 呈高信号，病灶边界清晰，大小约 5.4cm ×3.1cm ×6.4cm，增强后囊壁轻度强化，相邻血管受压狭窄。气管居中，喉咽腔未见变形，双侧梨状隐窝对称。甲状软骨信号均匀，未见异常信号灶。甲状腺左右叶及峡部大小、形态尚可，未见明显异常信号（图 2 -2）。

【诊断结论】

左侧颈部肌间隙良性囊性占位。

【病理诊断】

左颈部囊性淋巴管瘤。

【说明】

淋巴管瘤（lymphangioma，LA）是发生在淋巴系统的较为少见的肿瘤，曾被称为"囊状水瘤"。淋巴管瘤可发生于身体的任何部位，以颈部最常见，约占 80%，主要位于颈后、颈外三角。常由于淋巴管先天发育异常，淋巴结构异常错构或未能与正常引流通道建立联系导致淋巴管或淋巴囊异常增生扩大所致。也可继发于外伤或手术引起淋巴管损伤，导致淋巴液引流不畅最终发展而成。先天性者常在 2 岁以内发病，以颈部及腋窝最常见。临床表现为质软肿块，生长缓慢，主要表现为邻近组织器官受压症状，继发感染或破裂出血则可有发热、疼痛等症状。

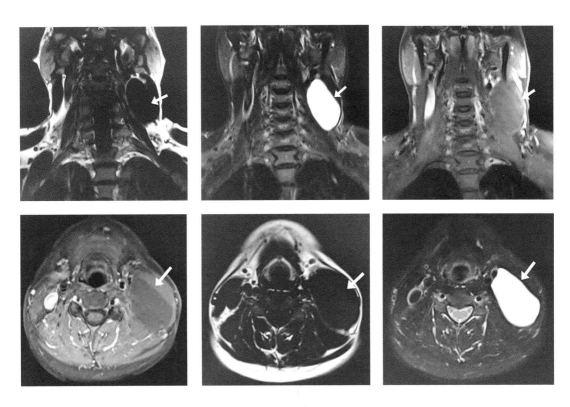

图 2-2 颈部 MRI

根据病变内所含淋巴管扩张程度不同，组织学上将其分为 3 型：单纯型淋巴管瘤，由毛细淋巴管构成，多发生于皮肤及黏膜；海绵状淋巴管瘤，由较大的淋巴管构成，多见于上肢和腋部；囊性淋巴管瘤，即囊状水瘤，最多见，由大的淋巴管构成。

囊性淋巴管瘤由少数明显扩张的淋巴管形成，常为圆形或类圆形的囊性病灶，边界清楚，囊壁菲薄，囊内密度均匀，CT 值与水接近，MRI 为 T1WI 呈等低信号、T2WI 呈高信号。病灶可为单房囊性或多房分叶状，多房者其内可见不规则纤维分隔，增强扫描可见囊壁及纤维分隔轻度强化。邻近组织受压移位或被包绕，但无明显浸润。

 ## 病例 3：B 细胞淋巴瘤

【简要病史】

女，69 岁，患者 1 年前确诊淋巴瘤，行化疗，期间患者自觉症状略微改善，1 周前发现颈部淋巴结增大。

查体：左锁骨及颈部可触及肿大淋巴结，无触痛，未扪及对侧增大淋巴结。

【MRI 平扫和增强诊断印象】

左侧颈根部、左侧锁骨上下见数个结节状及团块状异常信号影，呈 T1WI 等低、T2WI 略高信号，边界尚清，形态欠规则，部分融合，最大约 52mm ×39mm，增强后轻度强化。见甲状腺左叶大小约 8mm、右叶大小约 5mm 类圆形结节，呈 T1WI 等、T2WI 高信号，增强后轻度强化，余未见明显异常（图 2 -3）。

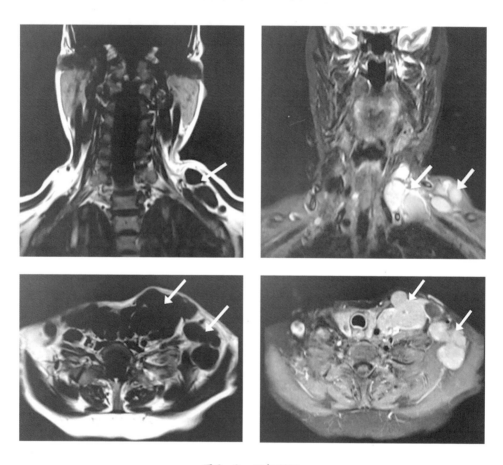

图 2 - 3　颈部 MRI

【诊断结论】

左侧颈根部及左侧锁骨上下淋巴结肿大。

【病理诊断】

（颈部淋巴结）弥漫性大 B 细胞淋巴瘤。

【说明】

淋巴瘤（lymphoma）是起源于淋巴结或结外其他淋巴组织的恶性肿瘤，可发生于全身任何部位，是我国最常见的十大肿瘤之一。头颈部有丰富的淋巴组织，是淋巴瘤好发部位，约 1/3 结外淋巴瘤发生于头颈部，占所有头颈部淋巴瘤的 12%～15%。近年来，头颈部淋巴瘤发病率上升较快，占头颈部肿瘤的 3%。

根据其病理特点将淋巴瘤分为霍奇金淋巴瘤和非霍奇金淋巴瘤两大类。非霍奇金淋巴瘤（NHL）依据细胞来源分为三种基本类型：B 细胞、T 细胞和 NK/T 细胞。临床大多数是 B 细胞型，占总数的 70%～85%，包括弥漫大 B 细胞淋巴瘤、滤泡淋巴瘤、套细胞淋巴瘤、黏膜相关淋巴组织淋巴瘤。

头颈部非霍奇金淋巴瘤具有一定的影像学特征，影像表现与病理分型有一定相关性，一般 MRI 表现为 T1WI 呈稍低信号，T2WI 为均匀稍高信号，增强扫描呈轻至中度均匀强化。

病例 4：滤泡性淋巴瘤

【简要病史】

女，69 岁，患者 2 年前无意中发现双侧颈部肿块，无明显不适，右侧颈部肿块逐渐增大，未予以治疗。

查体：左侧颈部可扪及一大小约 2cm×2cm 大小肿块，右侧颈部 5cm×5cm 大小肿块，突出于皮肤，质中，活动度可，无压痛。

【MRI 平扫和增强诊断印象】

双侧颌下腺肿大，右侧大小约 4.9cm×2.7cm，左侧大小约 2.9cm×2.4cm，呈 T1WI 稍低、T2WI 高信号，增强后不均匀强化；两侧腮腺稍肿大，信号欠均匀，增强后轻度强化。双侧颈部、颌下多发稍大淋巴结，增强后明显均匀强化。余未见明显异常（图 2-4）。

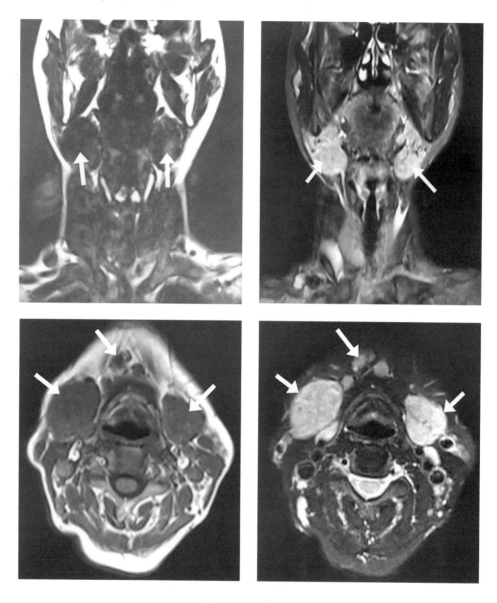

图 2-4 颈部 MRI

【诊断结论】

双侧颌下腺、腮腺肿大，伴颈部多发稍肿大淋巴结，考虑慢性炎性病变可能。

【病理诊断】

（双侧颈部淋巴结）滤泡性淋巴瘤。

【说明】

淋巴瘤（lymphoma）可发生于全身任何部位，是我国最常见的十大肿瘤之一。由于头颈部有丰富的淋巴组织，是淋巴瘤好发部位，近 1/3 结外淋巴瘤发生于头颈部，占所有头颈部淋巴瘤的 12% ~15%。

根据其病理特点将淋巴瘤分为霍奇金淋巴瘤和非霍奇金淋巴瘤两大类。非霍奇金淋巴瘤依据细胞来源分为三种基本类型：B 细胞、T 细胞和 NK/T 细胞。临床大多数是 B 细胞型，占总数的 70% ~85%。滤泡性淋巴瘤是 B 细胞型的一种，占全部淋巴瘤的 20%，占非霍奇金淋巴瘤的 30%。浅表淋巴结肿大是最常见的临床表现。

头颈部非霍奇金淋巴瘤的影像学表现与病理分型有一定相关性，MRI 表现为 T1WI 呈稍低信号，T2WI 为均匀稍高信号，增强扫描呈轻至中度均匀强化。

病例 5：B 细胞淋巴瘤

【简要病史】

男，49 岁，患者 3 个月前无意中发现左颈部肿块，无明显不适，未予重视。近 2 个月来肿物逐渐增大，伴疼痛。1 周前在外院穿刺活检，考虑为"非霍奇金淋巴瘤"。

查体：左侧颈部近腮腺处可触及大小约 6cm ×5cm 肿块，质硬，与周围边界不清，按压后疼痛。左侧颈部及锁骨上窝可触及数枚大小不等的肿大淋巴结。

【MRI 平扫和增强诊断印象】

左侧颈部颈动脉鞘外侧可见大小约 6cm ×6cm ×7cm 的软组织团块影，T1WI 等低信号、T2WI 混杂高信号影，增强扫描不均匀明显强化，其内可见无强化坏死区，边界欠清，包绕左侧颈内外动脉，左侧腮腺、颌下腺受压移位。双侧颈部见多发肿大淋巴结影（图 2 -5）。

【诊断结论】

左侧腮腺富血供不规则团块，考虑恶性肿瘤，淋巴瘤可能。

【病理诊断】

（左颈部淋巴结）弥漫大 B 细胞淋巴瘤。

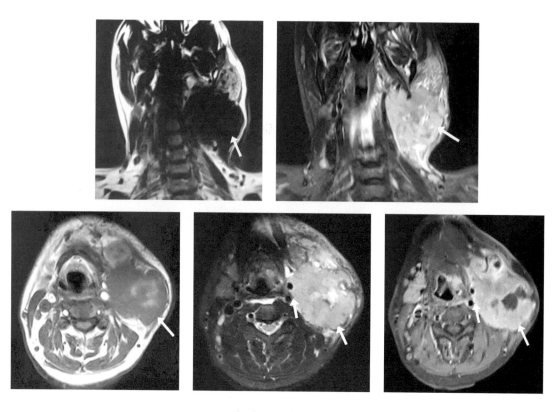

图 2-5 颈部 MRI

【说明】

近年来，头颈部淋巴瘤发病率上升较快，占头颈部肿瘤的 3%。根据其病理特点将淋巴瘤分为霍奇金淋巴瘤和非霍奇金淋巴瘤两大类。非霍奇金淋巴瘤依据细胞来源分为三种基本类型：B 细胞、T 细胞和 NK/T 细胞。临床大多数是 B 细胞型，占总数的 70% ～ 85%，包括弥漫大 B 细胞淋巴瘤、滤泡淋巴瘤、套细胞淋巴瘤、黏膜相关淋巴组织淋巴瘤。

MRI 对其生长部位、形态及侵犯范围能清楚显示，在其诊断和鉴别诊断方面具有重要的应用价值。MRI 一般表现为 T1WI 呈稍低信号，T2WI 为均匀稍高信号，增强扫描呈轻至中度均匀强化。影像表现与病理分型有一定相关性。本案例中呈现 T2WI 混杂高信号影，增强扫描不均匀明显强化。

病例 6：颈项脂肪堆积

【简要病史】

男，63 岁，患者 10 年前无意中发现颈后肿块，进来逐渐增大，伴局部胀痛不适。

查体：颈后正中位可触及一质硬肿块，大小约 8cm×6cm，边界尚清，基底部固定，活动度差。

【MRI 平扫和增强诊断印象】

颈部皮下脂肪层局部增厚，呈 T1WI 高、T2WI 等信号，内未见明显占位。两侧颌下及颏下散在稍肿大淋巴结（图 2-6）。

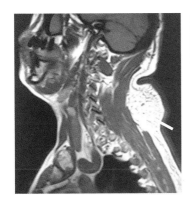
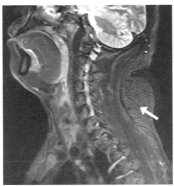
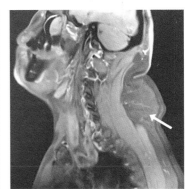
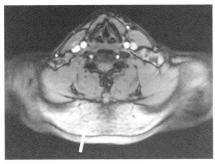
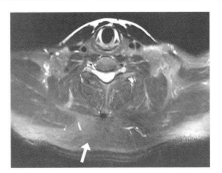

图 2-6 颈部 MRI

【诊断结论】

颈部皮下脂肪层局部脂肪堆积。

【病理诊断】

（颈部）脂肪垫。

【说明】

脂肪代谢障碍引起的脂肪组织异常分布，弥漫性对称性沉积于皮下组织、筋膜间隙、肌肉间、气管、咽喉周围，从而颈部、枕部、上背部等呈弥散性脂肪堆积，且无疼痛及压痛。该病多发于地中海沿岸，在亚洲较为少见，以男性为主，多集中于 30～60 岁，男女性别比 15:1～30:1。颈部脂肪堆积常见于马德龙综合征（Madelung syndrome，MS），也称良性对称性脂肪瘤病或多发对称性脂肪瘤病，为大量无包膜脂肪团块呈对称性聚积在颈项部。随着病情进展，患者颈部外形如"马项圈"，压迫周围组织，引起颈部活动受限、肢体活动障碍，甚至呼吸、吞咽困难。患者常有酗酒史、肝病史、血脂异常、糖代谢异常、高尿酸血症等病史。脂肪组织体积的增大主要由脂肪细胞增生造成，而与单纯肥胖者的脂肪细胞数量不增加、体积肥大不同。

MRI 病变区域常呈 T1WI 高信号、T2WI 稍高信号影，压脂序列显示符合脂肪组织的特性，病变区域呈低信号。

治疗方法主要有开放手术切除，吸脂术，手术切除与吸脂术相结合，其中手术治疗是目前最有效的治疗方法。手术目的以改善局部形态和功能为主。

病例7：枕部脂肪瘤

【简要病史】

男，60 岁，患者半年前无意中发现枕部肿块，无明显不适未就诊，近来自觉肿块明显增大，伴梳头、仰卧不适感。

查体：后颈部可触及大小约 5cm×2cm 肿块，质软、边界清、活动度尚可，未触及搏动及震颤，无压痛，听诊未闻及杂音。

【MRI 平扫和增强诊断印象】

枕部偏右侧见团块状异常信号灶，与脂肪信号类似，脂相呈高信号、抑脂后低信号灶，大小约 3.9cm×2.3cm，增强后未见明显强化，颈血管鞘旁见小淋巴结（图 2 -7）。

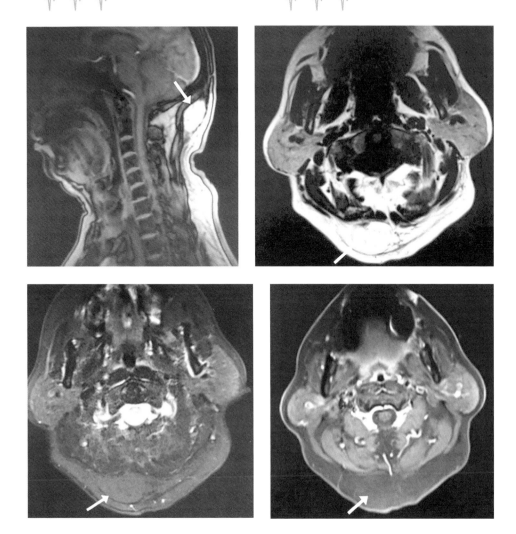

图 2 - 7　颈部 MRI

【诊断结论】

枕项部偏右侧局限性脂肪堆积。

【病理诊断】

（枕部）脂肪瘤。

【说明】

脂肪瘤是一种成熟脂肪细胞的良性肿瘤，是间胚叶肿瘤中最常见的一种，可发生于任何年龄。好发生于体表皮下脂肪组织，前臂、大腿、腰背部多见。临床表现多因肿瘤生长部位的不同而不同，患者常因肿瘤压迫周边组织而致不适或影响外观前来就诊。

脂肪瘤 MRI 一般表现为 T1WI、T2WI 均呈高信号，T2WI 脂肪抑制序列呈低信号，脂肪组织间有纤维分隔。局限性界限清晰的脂肪瘤可予手术切除，一般不复发。

 病例 8：颈部脂肪瘤

【简要病史】

女，46 岁，患者 1 年前无意中发现左颈部鸡蛋大小肿块，逐渐增大，头左转受限，左上肢活动受限。

查体：左侧锁骨上窝见一枚 4cm×6cm 大小肿块，触之较软，活动度尚可，边界欠清，无明显压痛。

【MRI 平扫和增强诊断印象】

左侧锁骨上窝见 3.4cm×7.0cm 大小 T1WI 高信号，T2WI 抑脂呈稍低信号，增强扫描未见强化，境界清晰，余未见异常（图 2-8）。

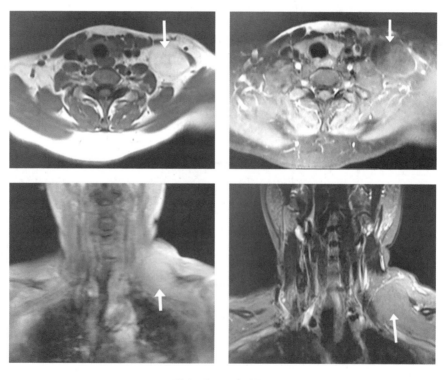

图 2-8 颈部 MRI

【诊断结论】

左侧锁骨上窝异常信号，考虑脂肪瘤可能。

【病理诊断】

（左颈部）脂肪瘤。

 ## 病例 9：纤维瘤病

【简要病史】

男，49 岁，患者 1 个月前无意中发现左侧肩颈部一鸡蛋大小质硬肿块，并发现左胸壁一枚花生大小肿块。

查体：左侧肩颈部大小约 4.5cm ×4cm 肿块，左胸壁大小约 1cm ×1cm 肿块，质硬，活动度差，无明显压痛。

【MRI 平扫和增强诊断印象】

左肩颈部肌间隙内见扇形异常信号影，大小约 4.0cm ×4.3cm ×7.7cm，T1WI 呈低信号，T2WI 稍高信号，增强扫描明显强化，边缘模糊。未见明显肿大淋巴结影（图 2 -9）。

【诊断结论】

左颈部占位，来源于间叶组织可能。

【病理诊断】

（左肩颈部、左胸壁）纤维瘤病。

【说明】

纤维瘤病（fibromatosis）起源于肌肉、筋膜和腱膜的结缔组织，是一种良性的具有局部侵袭性的成纤维细胞病变。纤维瘤病可见于任何年龄，40 岁以下患者最为多见，高峰发病年龄为 25 ~ 35 岁。总体上来说，该病变好发于男性，青少年患者中男孩为女孩的 2 倍，但腹壁型者以经产妇为多见，腹壁外则以男性多见。纤维瘤病可发生于全身各部位，依次好发于四肢、躯干、头部和颈部，其中 2/3 的病变位于四肢。该病变通常表现为部位深在的无痛性肿块，压迫神经干时，可以出现放射性疼痛，病变很大者可以并发肌肉挛缩和关节功能障碍。本病生长速度较快，常在数月内迅速增长至一定程度，病史常少于 1 年。

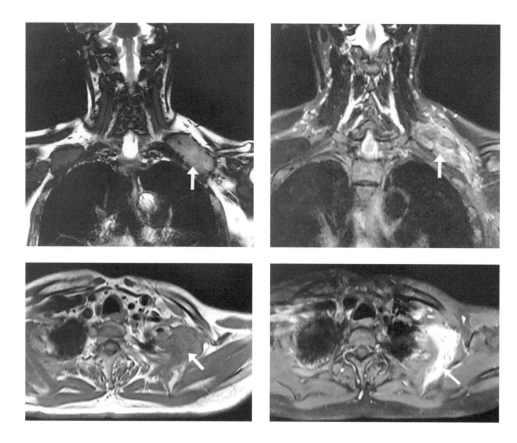

图 2 - 9　颈部 MRI

　　纤维瘤病常在深部软组织中固定于深部的肌肉或骨性结构之上，压迫邻近器官，也可位于浅筋膜并侵袭表浅的皮下组织和深部的肌肉。其生物学行为介于良性纤维性病变和纤维肉瘤之间，倾向于局部浸润性生长，手术后容易复发，复发率为 25% ~70% ，尤其是邻近重要结构的肿瘤难以全部切除干净，导致肿瘤的残留和复发，如头颈部纤维瘤病的复发率高达 70% ，但是该病变不会恶变，也不会发生转移。

　　多数纤维瘤病为单发性，少数也可为多发性。在 MRI 上，该病变与肿瘤的常见生长方式有所不同，它很少呈边界较规则的类球形，而是沿肌肉、腱膜和肌腱浸润性生长，尤其是常沿着肌肉的走行方向发展，沿筋膜和肌间隙呈指状突样伸展，有包绕神经、血管和骨骼生长的趋势。MRI 信号与胶原纤维和细胞成分的比例有关。与肌肉的信号相比，超过一半的病变因含有脂肪或蛋白成分而在 T1WI 呈较高信号，其他病变可以呈低信号、等信号或混杂信号，其中低信号区域为浓密的胶原组织，可以呈条片状；T2WI 上呈较高信号，与细胞比较丰富和水肿及炎症有关，部分病变也可呈低信号、等信号或混杂高信号。

 病例 10：黏液脂肪肉瘤

【简要病史】

男，65 岁，患者 3 年前无意中发现颈后鸡蛋肿块，于当地医院手术切除，术后病理诊断提示：黏液性脂肪肉瘤。1 年前患者自觉颈后局部复发，于当地另外一家医院手术切除，具体不详。近期又觉肿物逐渐增大。

查体：后颈部见局部隆起，可扪及一大小约 9cm×7cm 大小肿块，质韧，表面不平整。肿块表面一长约 15cm 术后瘢痕。

【MRI 平扫和增强诊断印象】

C4～C7 左侧椎旁肌肉间隙内异常信号影，呈 T1WI 等信号、T2WI 高信号影，增强后明显强化，最大径约 3.2cm。双侧颈部血管鞘旁及颌下见多发小淋巴结影（图 2－10）。

【诊断结论】

C4～C7 左侧椎旁肌肉间隙内异常信号，考虑血管瘤可能大。

【病理诊断】

（后颈部）黏液脂肪肉瘤。

【说明】

脂肪肉瘤（liposarcoma，LPS）是最常见的软组织恶性肿瘤之一，其发病率约为 20%。2013 年世界卫生组织发布的骨与软组织分类标准修订版本中，根据临床病理和分子特征将 LPS 分为高分化/去分化脂肪肉瘤、黏液/圆细胞脂肪肉瘤和多形性脂肪肉瘤等亚型。LPS 可发生于身体的任何部位，其中 42% 的病变位于躯干和腹膜后，41% 位于下肢，11% 位于上肢，6% 位于头颈部。该病变好发于肌肉和纤维脂肪等深部软组织内，位于皮下者很少。临床表现无明显特征。手术前病程从数周到数年不等，因为部位较深，经常在相当大或有外伤时偶然发现。目前的治疗方法仍然以手术完整切除为主，放疗和/或化疗作为辅助治疗手段。

黏液型脂肪肉瘤是最为常见的脂肪肉瘤，占脂肪肉瘤的 30%～55%，好发于大腿，预后相对较佳。黏液型脂肪肉瘤经常发生于肌肉内，体积较大，病变形态不规则，长轴顺肌

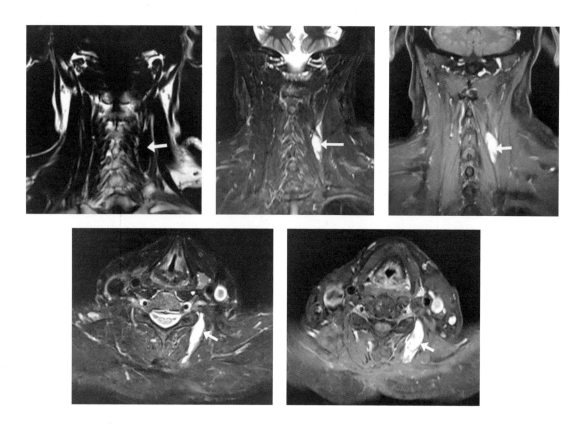

图 2-10　颈部 MRI

肉方向发展，边界清楚，可以推压或部分包绕周围的神经血管束，邻近骨骼者可以围绕骨骼生长，但一般不会破坏骨质。大体标本呈胶冻状；组织学上，病变由从原始间叶细胞到各种分化阶段的脂肪母细胞组成，部分区域可有成熟的脂肪细胞或多形性脂肪细胞，间质内含有大量散在的黏液样基质，其中规则地分布着丰富的毛细血管网。该病变的结构常欠均匀，肿瘤内可含有脂肪，大多不超过肿块体积的 25%，病变内的黏液性区域常占其体积的 20% 以上，甚至全部病变都呈黏液性。

在 MRI 上，T1WI 大部分病变主要呈低或等信号，通常不显示脂肪的特征信号，是因为肿瘤内脂肪成分一般小于 10%～25%；但当肿瘤内含有脂肪母细胞局部团聚处，可见散在呈线样、花边形或簇状的较高信号区，其信号特征与皮下脂肪相似。T2WI 主要呈明显高信号，信号高于脂肪，病变内可有簇状的脂肪组织和多数低信号的脂肪纤维分隔，分隔成多小叶状，相邻骨骼无骨质破坏。若该病变含有丰富的血管网，增强扫描后常有显著的网状强化。

参考文献

［1］ Rossi ED, Revelli L, Giustozzi E. Large non－functioning parathyroid cysts：our institutional experience of a rare entity and a possible pitfall in thyroid cytology ［J］. Cytopathology, 2015, 26（2）：114－121.

［2］ Weber AL, Rahemtullah A, Ferry JA. Hodgkin and non－Hodgkin lymphoma of the head and neck：clinical, pathologic, and imaging evaluation ［J］. Neuroimaging Clin N Am, 2003, 13（3）：371－392.

［3］ Beatriz, Brea－García, José, et al. Madelung's Disease：Comorbidities, Fatty Mass Distribution, and Response to Treatment of 22 Patients ［J］. Aesthetic Plast Surg, 2013, 37（2）：409－416.

［4］ Ahuja AT, King AD, Chan ES, et al. Madelung disease：distribution of cervical fat and preoperative findings at sonography, MR, and CT ［J］. AJNR Am J Neuroradiol, 1998, 19（4）：707－10.

［5］ Johnson CN, Ha AS, Chen E, et al. Lipomatous soft－tissue tumors ［J］. J Am Acad Orthop Surg, 2018, 26（22）：779－788.

［6］ Kaneyama K, Yamataka A, Okazaki T, et al. Magnetic Resonance Imaging in Lipoblastoma：Can it be a Diagnostic Modality? ［J］. Asian J Surg, 2006, 29（3）：198－201.

［7］ Campbell GS, Lawrence TJ, Porter SE, et al. Primary dedifferentiated liposarcoma of the axilla arising in a mixed, well－differentiated and myxoid liposarcoma ［J］. J Radiol Case Reports, 2012, 6（1）：9－16.

［8］ Rizer M, Singer AD, Edgar M, et al. The histological variants of liposarcoma：predictive MRI findings with prognostic implications, management, follow－up, and differential diagnosis ［J］. Skelet Radiol, 2016, 45（9）：1193－1204.

［9］ Lefkowitz RA, Hwang S, Zabor EC, et al. Myxofibrosarcoma：prevalence and diagnostic value of the "tail sign" on magnetic resonance imaging ［J］. Skeletal Radiol, 2013, 42（6）：809－818.

［10］ Jo VY, Christopher D, Fletcher M. WHO classification of soft tissue tumours：an update based on the 2013（4th）edition ［J］. Pathology, 2014, 46（2）：95－104.

［11］ Dodd LG. Update on Liposarcoma：A review for cytopathologists ［J］. Diagn Cytopathol, 2012, 40（12）：1122－1131.

［12］ El Ouni F, Jemnia H, Trabelsi A, et al. Liposarcoma of the extremities：MR imaging features and their correlation with pathologic data ［J］. Orthop Traumatol Surg Res, 2010, 96（8）：876－883.

第3章 上肢肿瘤

病例1：手掌腱鞘巨细胞瘤

【简要病史】

女，25岁，患者4年前发现右手掌肿块，鹌鹑蛋大小，突起于掌面，自觉活动后酸胀，无疼痛，无手活动异常，于当地医院就诊行手术切除，术后病理提示：腱鞘巨细胞瘤。术后再次出现右手掌肿物，间隔时间不详。

查体：右手掌正中见一大小约2.5cm×1.5cm肿块，表面皮肤见手术瘢痕，肿块无压痛；右手腕掌侧可见大小约1.0cm×2.0cm肿块，无压痛，右手活动无明显异常。

【MRI平扫和增强诊断印象】

右手掌侧不规则异常软组织信号影，T1WI、T2WI呈低信号影，信号强度不均匀，边界欠清。增强扫描不均匀强化。右手诸骨未见明显异常（图3-1）。

【诊断结论】

右手掌侧不规则异常软组织信号影，考虑纤维成分肿瘤或肿瘤样病变。

【病理诊断】

（右手）腱鞘巨细胞瘤。

【说明】

腱鞘巨细胞瘤（giant cell tumor of the tendon sheath，GCTTS）是归属于纤维组织细胞的良性肿瘤，但对其周围组织具有一定侵袭性，少数会有恶变。常见于手和足部，也可发生于大关节和脊柱。大多以渐进性增大的无痛性肿块为首发症状，一般无功能障碍。发病率男女比例为1:(1.5~2)，好发于30~50岁青壮年。

　　2013 年 WHO 在软组织肿瘤分类中将腱鞘巨细胞瘤归入"纤维组织细胞肿瘤"范畴内，根据生长方式等进一步分为局限型和弥漫型。弥漫型 GCTTS 又称为色素性绒毛结节性滑膜炎，生物学行为上可表现出一定程度的侵袭性，常见复发但很少转移。GCTTS 的治疗首选外科完全切除，弥漫型 GTCCS 术后复发率高达 40%～50%。

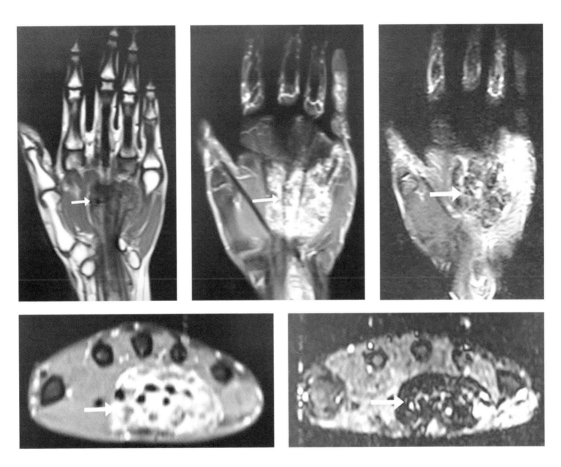

图 3-1　右手 MRI

　　MRI 检查是目前诊断 GCTTS 的首选方式，能够很好地显示病灶本身信号特征及累及的范围。GCTTS 的 MRI 影像表现取决于肿瘤的大体、形态及其病理组织成分。局限型 GCTTS 是一种良性软组织肿瘤，有完整的包膜，包膜可伸入瘤内形成分叶及结节状，与周围组织分界清晰；弥漫型 GCTTS 是一种相对少见的交界性或低度恶性病变，无包膜，肿物沿肌腱浸润性生长，多紧贴或包绕肌腱腱鞘生长。在 T1WI 上病灶主体大多与正常肌肉信号相仿，呈等信号，而在 T2WI 上病灶信号高低不一，这取决于肿瘤内部有无出血、囊变及含铁血黄素、胶原纤维组织的多少等。当病变中胶原纤维组织含量较高时，T2WI 呈高信号；当病灶出现囊变、出血、坏死时，T2WI 信号呈高低混杂不均。肿瘤反复出血导致含铁血黄素在滑膜和绒毛结节中沉积，故在 T1WI 及 T2WI 上可见特征性双低信号，有学者认为这是 GCTTS 的典型或特征性 MRI 表现。

 ## 病例2：前臂腱鞘巨细胞瘤

【简要病史】

女性，72岁，患者2个月前出现右前臂旋前时疼痛，尚能忍，自行检查发现右前臂中上一皮下肿块，遂前来就诊。

查体：右前臂中上 1/3 处一皮下肿块，约 3cm×2cm 大小，表面皮肤未见异常，右前臂旋前时有明显疼痛，疼痛程度尚可，能忍耐，右前臂及右手皮肤感觉、活动无异常。

【MRI 平扫和增强诊断印象】

右肘关节前方肌间隙内见不规则 T1WI 低、T2WI 高信号影，大小约 4.1cm×1.4cm，增强后明显不均匀强化，边界欠清，桡骨上段皮质下见一小囊变，其余骨质未见明显异常信号及异常强化灶（图3-2）。

【诊断结论】

右肘关节前方肌间隙内肿块。

【病理诊断】

（右前臂）局限型腱鞘巨细胞瘤。

【说明】

腱鞘巨细胞瘤（giant cell tumor of the tendon sheath，GCTTS）是一种起源于腱鞘和关节滑膜层的良性病变，归为纤维组织细胞肿瘤。2013 年 WHO 软组织肿瘤分类中，根据肿瘤生长方式将其分为局限型和弥漫型两种主要类型。局限型 GCTTS 通常被认为是良性肿瘤，弥漫型 GCTTS 具有局部侵袭性，被认为是交界性或恶性肿瘤，具有一定复发潜能。其病理分型及表现：①局限型：多呈结节状，边界清楚，有包膜，病灶较小。②弥漫型：多呈团块状，浸润性生长，边界不清，无包膜，病灶通常较大。

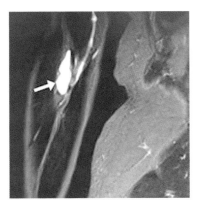

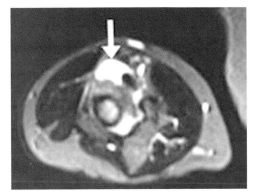
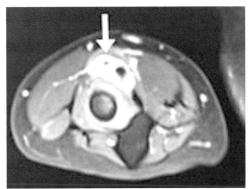

图 3 - 2　右上肢 MRI

GCTTS 的 MRI 表现具一定特征性：病灶主体在 T1WI 上与正常肌肉信号相似，在 T1WI、T2WI 上发现结节状或条状低信号对 GCTTS 的诊断具有特异性。MRI 能够反映 GCTTS 的形态、内部信号特征及与邻近结构的关系，对临床手术方案的选择、术后及复发情况的评估都具有重要意义，是诊断 GCTTS 的理想检查方法。

 ## 病例3：手掌神经鞘瘤

【简要病史】

女，45 岁，患者 10 天前无意中发现左手掌皮下肿块，无疼痛，偶感手指乏力，左上肢有触电感。

查体：左手掌大小鱼际间局部皮肤略隆起，皮下可触及一大小约 3cm×2cm 肿块，质中，边界清，活动度差，表面皮肤未见异常。

【MRI 平扫和增强诊断印象】

左手掌心见约 2.7cm×1.2cm 大小 T1WI 低信号、T2WI 高信号影，边界清，余左腕关节结构正常，各组成骨形态正常，信号均匀，均未见异常信号（图 3-3）。

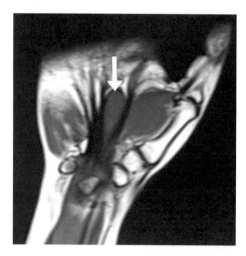
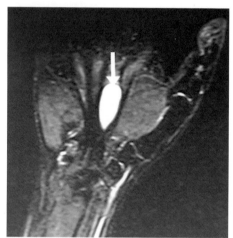
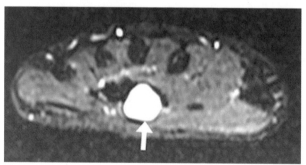

图 3-3　左手 MRI

【诊断结论】

左手掌心占位。

【病理诊断】

（左手掌）神经鞘瘤。

【说明】

神经鞘瘤（neurilemmoma）是一种生长在周围神经外膜与周围组织界限清楚、生长缓慢的良性软组织肿瘤，在软组织肿瘤中所占的比例不足 8%。在全身以颅神经神经鞘瘤发病率最高，其次为椎管内神经鞘瘤，由上至下发病率越来越低。神经鞘瘤占上肢所有软组织肿瘤的 5%，在肘部远端最常见。手部肿瘤中神经鞘瘤占 0.8%～2.0%，最容易受影响的是正中神经和尺神经。神经鞘瘤可发生于任何年龄，但以 20～50 岁多见，性别、种族之间无显著差异。手掌部神经鞘瘤通常单发，多发少见。

MRI 平扫 T1WI 呈低、等信号，T2WI 呈高或稍高信号，边界清晰，如肿瘤内继发囊变、坏死、出血，则信号不均匀，增强扫描呈不均匀强化。

病例 4：上臂未分化肉瘤

【简要病史】

女，73 岁，患者 15 天前洗澡时发现左上臂一肿块，质地韧，活动度一般。外院 B 超示：左上臂皮下占位，双侧颈部及腋窝见肿大淋巴结。

查体：左上臂内侧可触及直径约 2cm 肿块，质韧，活动度一般，表面见一手术瘢痕。左前臂及左手皮肤感觉、活动无异常。

【MRI 平扫和增强诊断印象】

左上臂肉瘤术后，左肱骨内侧皮下见结节状 T1WI 低、T2WI 高信号影，大小约 1.8cm×2.4cm，增强后明显强化，边界欠清。左肘关节诸骨形态信号均匀，增强后未见异常强化灶。关节腔少量积液（图 3-4）。

【诊断结论】

左上肢肉瘤术后左肱骨下段内侧软组织内结节，复发可能。

【病理诊断】

（左前臂）梭形细胞未分化肉瘤。

【说明】

软组织肉瘤（soft tissue sarcoma，STS）是一组起源于间叶组织的异质性肿瘤，占成人恶性肿瘤的 1% 左右，其中 50%～60% 发生于四肢。STS 最常见的一种类型是未分化多形性肉瘤（undifferentiated pleomorphic sarcoma，UPS），之前被命名为恶性纤维组织细胞瘤（malignant fibrous histiocytoma，MFH）。MFH 于 1964 年被 O' Brien 和 Stout 发现并提出，

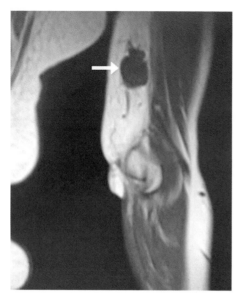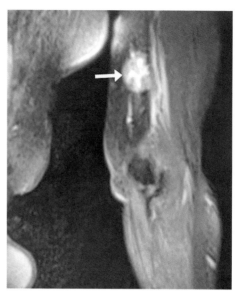

图 3 - 4　左上肢 MRI

MFH 的本质是组织学来源及分化方向仍不明确的 UPS。MFH/UPS 好发于四肢、躯干、头颈部和腹膜后间隙，位置较深，肿瘤级别高，恶性程度高，术后易复发，无典型的影像特征。UPS 缺乏具体的分化方向，其诊断属于排除性诊断，排除掉具有明确分化方向的类 UPS。

2002 年，WHO 重新定义 MFH，将其分为 3 种组织学亚型：多形性 MFH，又称高级别 UPS（MFH/UPS 高级别）；巨细胞性 MFH，又称 UPS 伴巨细胞（MFH/UPS 伴巨细胞）；炎性 MFH，又称 UPS 伴明显炎症（MFH/UPS 伴明显炎症）。2013 年，WHO 删除了 MFH，代之以 UPS，多指具有梭形细胞、多形性镜下表现、类圆形细胞及类上皮细胞形态学表现的肉瘤。UPS 的最终诊断主要是基于组织病理形态学分析，同时借助免疫组化以及分子诊断技术加以确诊。

UPS 患者的 5 年生存率往往较低，一般为 30% ~50%，预后与肿瘤直径和深度呈负相关，肿瘤直径 > 10cm 的转移率（57%）高于直径 5 ~10cm 者（37%）。Peiper 等认为，肿瘤直径 > 5cm 时患者生存率显著降低，远处转移风险增加，且易局部复发，因此认为外科切缘质量是重要的预后复发因素。

病例 5：左上臂血管瘤

【简要病史】

男，25 岁，患者 12 年前无明显诱因下发现左上肢皮下肿块，当地医院诊断为血管瘤，虽经多次注射治疗，肿块仍然逐渐增大。

查体：患者左前臂、上臂屈尺侧皮肤隆起，表面皮肤色素沉着，局部皮肤有破溃，瘢痕化，皮下可见青紫色迂曲扩张血管，皮下可触及质软肿块，边界不清，压痛不明显。

【MRI 平扫和增强诊断印象】

左上肢内前侧皮下软组织及肌肉内团片状异常信号，T1WI 等信号夹杂少许高信号，T2WI 等高信号伴大量低信号纤维分隔，范围约 18.6cm，内见血管穿行，增强后明显不均匀强化。所示左肱骨形态正常，信号均匀，未见明显异常信号及强化影（图 3 -5）。

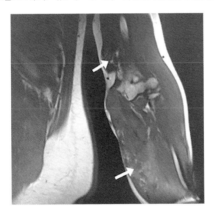

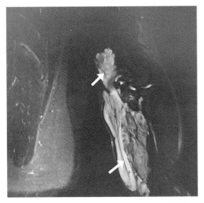
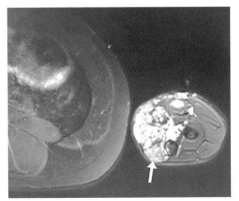

图 3 -5 左上肢 MRI

【诊断结论】

左上肢皮下及肌肉内血管瘤。

【说明】

血管瘤是软组织中较常见的良性肿瘤，约占软组织肿瘤的 7% 。位置表浅的血管瘤，如位于皮肤或皮下，临床上根据其特征性皮肤颜色改变和查体多能明确诊断；但位置较深的血管瘤，如发生于肌肉内和肌间隙，单靠临床查体难以明确诊断，可辅助 MRI 检查明确诊断。

1982 年，美国哈佛大学 John B. Mulliken 首次提出基于血管内皮细胞生物学特性的分类法，将传统的 "血管瘤"（vascular anomalies）重新分为血管瘤（hemangioma）和脉管畸形（vascular malformation）。国际血管瘤和脉管畸形研究学会（ISSVA）于 2018 年对该分类系统再次修订，将单纯性血管畸形分为毛细血管畸形（CM）、淋巴管畸形（LM）、静脉畸形（VM）、动静脉畸形（AVM）和先天性动静脉瘘（AVF）。静脉畸形（venous malformation，VM），以前称之为海绵状血管瘤，由形态不规则、大小不等、管壁单薄衬有内皮的扩张、迂曲的血管窦所组成，窦壁菲薄，可破裂出血，反复出血可出现血肿机化、纤维组织增生、钙化等改变，窦壁间可互相交通，并可扩展到皮下组织，形成界限不清、扪之柔软的块状隆起，在皮肤的表浅处可呈浅蓝色，逐渐增大，常伴有脂肪组织增生，常并发先天性动静脉瘘和其他血管瘤。此病例即为静脉畸形。

根据肿瘤成分不同，在 T1WI 可呈低信号、中等信号或不均匀混杂信号，并在病灶内和病灶周围见散在的脂肪信号，而在 T2WI 大多呈不均匀高信号。病灶内可见迂曲的、粗细不均的细条状高信号和低信号间隔或散在斑块状低信号，手术病理证实为血栓形成。增强后病灶不均匀强化。

 病例 6：右上臂血管瘤

【简要病史】

女，12 岁，患者自出生时即出现右前臂青紫色斑块，不影响活动，随着生长发育斑块数量逐渐增多变密，面积扩大。曾至多家医院就诊，诊断为静脉畸形，但未行任何治疗。

查体：自右肩关节背侧至右上肢背侧可见散在青紫色斑块，边界不清，有压缩感，皮温不高，听诊未闻及杂音。

【MRI 平扫和增强诊断印象】

右上肢背侧为主，肌肉及肌间隙内可见异常信号影，自肱骨外科颈水平至肘关节水平，形态不规则，T1WI 呈稍高信号、T2WI 呈高信号，肱骨局部信号增高；增强扫描病灶明显强化，周围见多支粗大血管；余无明显异常（图 3 -6）。

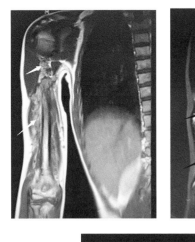
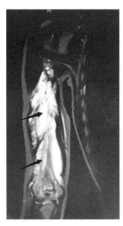
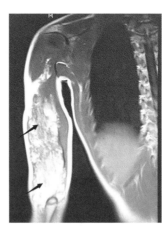
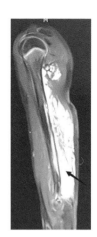
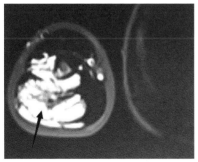
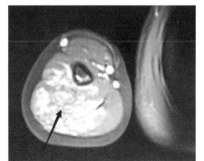

图 3 -6　右上肢 MRI

【诊断结论】

右上肢背侧软组织血管瘤，肱骨受侵。

【说明】

近年来，随着对血管瘤疾病的广泛认识，1863 年 Virchow 提出的分类概念（毛细血管瘤、海绵状血管瘤和蔓状血管瘤）逐渐被淘汰，更多采用的是 1982 年美国哈佛大学 Muliken 的分类方式，即根据血管内皮细胞特性、临床表现和自然病史的不同，分为血管瘤和血管畸形两大类。以血管内皮细胞增生为特征的称之为血管瘤，分为增生期、退化期和退化完成期。血管畸形的内皮细胞无异常增殖，细胞分化完全成熟，表现为毛细血管、动脉、静脉的异常扩张和沟通。静脉畸形是临床上最常见的脉管畸形之一，是一种低流速的脉管畸形，由形态不规则、大小不等、管壁单薄衬有内皮的扩张、迂曲的血管窦所组成。瘤体逐渐生长增大后，可引起沉重感和隐痛。侵及关节腔可引起局部酸痛、屈伸异常。

由于静脉畸形内有丰富的血液及流动性，MRI 能清楚显示静脉畸形的范围以及与周围组织紧密的关系，应作为首选的检查项目。其典型影像学特征为在 T1WI 呈等信号或低信号，增强时可见不均匀强化；T2WI 表现为明显的高信号，抑脂像更能清晰显示病灶。血管瘤靠近骨干时可引起骨膜增生，皮质增厚，骨干变宽，血管瘤血栓形成，血液供应差，发生骨吸收，导致骨干变细，骨质疏松，肿胀软组织内见似广泛的脉管骨化影。

治疗静脉畸形的主要方法是血管内硬化治疗，还有其他的非手术和手术方法，可根据畸形的范围、界限、部位单独或联合使用。非手术治疗包括血管内硬化治疗、激光治疗、铜针留置术、电化学及患肢压迫治疗等。手术切除治疗包括单纯手术切除、硬化术后手术切除、热凝及其他治疗后手术，以及相关的修复重建手术。

病例7：右上肢血管肉瘤

【简要病史】

男，56 岁，患者 7 年前无意中发现右上肢及胸壁肿物，无不适，至我院就诊切除，术后病理提示血管肉瘤，予以化疗。4 年前无意中扪及右颈部淋巴结肿大，行淋巴结活检，病理检查提示右颈部淋巴结转移性血管肉瘤，术后予以化疗。之后每年常规复查，未见肿瘤复发。1 个月前再次扪及右上肢肿块，遂至我院就诊。

查体：右上肢、右胸壁、右颈部可见术后陈旧性瘢痕，愈合良好，右上臂近肘部可触及皮下质硬肿块，表面皮肤无红肿及其他异常。

【MRI 平扫和增强诊断印象】

右肘关节周围皮下组织可见大片状 T1WI 混杂信号、T2WI 高信号影，增强扫描明显强化，边界欠清。肌间隙可见稍大淋巴结影，右肘关节对应关系尚可，诸骨未见异常信号影及异常强化灶（图3-7）。

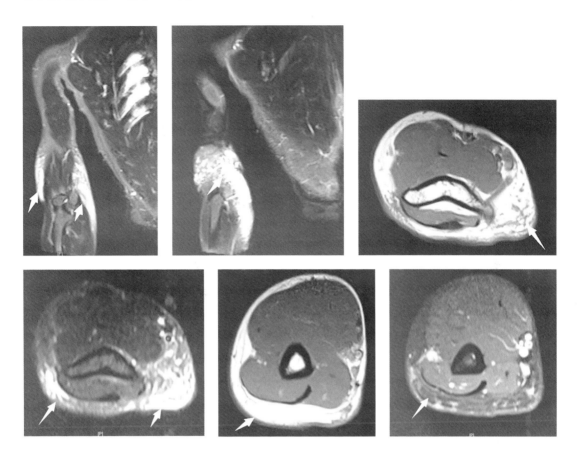

图3-7　右上肢MRI

【诊断结论】

右肘关节周围皮下软组织富血供病变，结合病史，考虑血管肉瘤复发可能。

【说明】

血管肉瘤（angiosarcoma）是血管或淋巴管的内皮细胞起源的高度恶性软组织肿瘤，占软组织肿瘤的1%～2%。血管肉瘤可发生于全身任何部位。头部和颈部皮肤的血管肉瘤最常见，好发于老年男性，约占60%，预后很差，5年生存率为10%～20%。

血管肉瘤临床表现多种多样，大体可分为结节型、弥漫型和溃疡型。表浅病变初起时像是碰伤后的青肿、瘀点或瘀斑，界限不清，边缘稍硬，高出于皮肤表面，紫红色，可伴有溃疡形成，有时病灶周围形成小的卫星结节。低分化者表现为多灶性及广泛局部浸润，病灶呈局灶性颜色发红、变深，局部隆起，生长迅速，易出血，可形成深底溃疡。

皮肤血管肉瘤为来源于血管或淋巴内皮细胞的具有高度侵袭性的恶性肿瘤，有老年头面部血管肉瘤、淋巴水肿继发血管肉瘤、放射线治疗后血管肉瘤和其他各种少见血管肉瘤。其中老年头面部血管肉瘤最常见，占头颈部恶性肿瘤的 0.1% 以下，男女发病率之比为 1.7:1。

MRI 特征一般为 T1WI 呈不均匀或等信号，而 T2WI 呈高信号。

手术为主要治疗方法，化疗对于已有转移的患者有效且非常必要。无论采取怎样的治疗，血管肉瘤的局部复发和远处转移的风险仍然很高，早期发现、早期治疗可降低死亡率。

病例 8：右前臂脂肪瘤

【简要病史】

男，60 岁，患者 1 年前无意中发现右前臂肿块，不影响活动，近来增大。

查体：右前臂触及一质中肿块，固定，无压痛，表面皮肤无异常。

【MRI 平扫和增强诊断印象】

右前臂肌间隙可见范围约 103mm×28mm×22mm 的异常信号影，T1WI 呈高信号、T2WI 脂肪抑制序列低信号，增强扫描未见明显强化，边界清楚，周围组织受压移位。右肘关节对应关系良好。诸骨骨质未见明显异常（图 3 -8）。

【诊断结论】

右前臂肌间隙脂肪瘤。

【说明】

脂肪瘤是间胚叶肿瘤中最常见的一种良性肿瘤，可发生于任何年龄，以 30 ~ 50 岁的成人最为多见，好发生于体表皮下脂肪组织，前臂、大腿、腰背部多见。脂肪瘤一般为单发，常无明显生长或生长非常缓慢，质地柔软，临床症状常不明显，显著压迫周围结构者可有相应的表现。

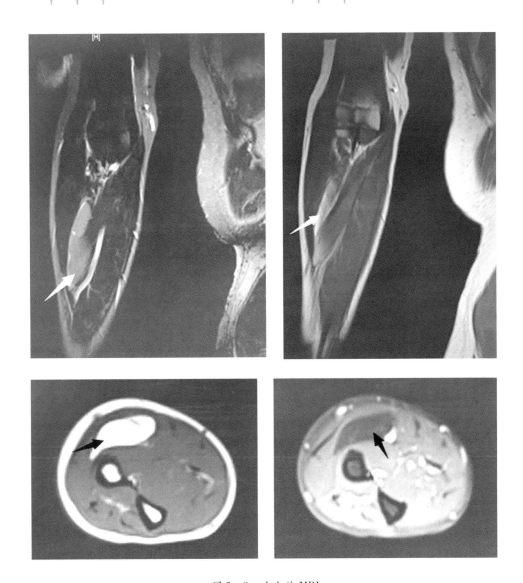

图 3 - 8　右上肢 MRI

　　根据组织成分的特性和部位的不同，少数脂肪瘤可有多种变异：有显者的成熟纤维组织束者称为纤维脂肪瘤；富于黏液组织者称为黏液脂肪瘤；有软骨或骨化生者称为软骨脂肪瘤或骨脂肪瘤，两者的部位通常较深；位于横纹肌内者称为肌肉内脂肪瘤；位于肌组织之间但不穿破肌肉筋膜者称为肌间脂肪瘤；富于血管者称为血管脂肪瘤；另外，还有梭形细胞脂肪瘤、多形性脂肪瘤、腱鞘脂肪瘤、关节脂肪瘤和神经纤维脂肪瘤（好发于正中神经）等。

脂肪瘤 MRI 大多显示 T1WI、T2WI 均呈高信号，T2WI 脂肪抑制序列呈低信号，脂肪组织间有纤维分隔。

参考文献

［1］De Beuckeleer L, De Schepper A, De Belder F, et al. Magnetic resonance imaging of localized giant cell tumor of the tendon sheath（MRI of localized GCTTS）［J］. Eur Radiol, 1997, 7（2）：198 – 201.

［2］Ozalp T, Yercan H, Kurt C, et al. Giant – cell tumors of the tendon sheath involving the hand or the wrist：an analysis of 141 patients［J］. Acta Orthop Traumatol Turc, 2004, 38（2）：120 – 124.

［4］Peiper M, Zurakowski D, Knoefel WT, et al. Malignant fibrous histiocytoma of the extremities and trunk：An institutional review［J］. Surgery, 2004, 135（1）：59 – 66.

［5］Morrison BA. Soft tissue sarcomas of the extremities［J］. Proc（Bayl Univ Med Cent）, 2003, 16（3）：285 – 290.

［6］Toro JR, Travis LB, Wu HJ, et al. Incidence patterns of soft tissue sarcomas, regardless of primary site, in the surveillance, epidemiology and end results program, 1978 – 2001：an analysis of 26, 758 cases［J］. Int J Cancer, 2006, 119（12）：2922 – 2930.

［7］Matushansky I, Charytonowicz E, Mills J, et al. MFH classification：differentiating undifferentiated pleomorphic sarcoma in the 21st century［J］. Expert Rev Anticancer Ther, 2009, 9（8）：1135 – 1144.

［8］Al – Agha O M, Igbokwe A A. Malignant fibrous histiocytoma：Between the past and the present［J］. Arch Pathol Lab Med, 2008, 132（6）：1030 – 1035.

［9］Zhao F, Ahlawat S, Farahani S J, et al. Can MR imaging be used to predict tumor grade in soft – tissue sarcoma?［J］. Radiology, 2014, 272（1）：192 – 201.

［10］Panje WR, Moran WJ, Bostwick DG, et al. Angiosarcoma of the head and neck：Review of 11 cases［J］. Laryngoscope, 2009, 96（12）：1381 – 1384.

［11］Shustef E, Kazlouskaya V, Prieto VG, et al. Cutaneous angiosarcoma：a current update［J］. Clin Pathol, 2017, 70：917 – 925.

［12］Kaneyama K, Yamataka A, Okazaki T, et al. Magnetic Resonance Imaging in Lipoblastoma：Can it be a Diagnostic Modality?［J］. Asian J Surg, 2006, 29（3）：198 – 201.

第4章 下肢肿瘤

病例1：左大腿孤立性纤维性肿瘤

【简要病史】

女，53岁，患者1个月前无意中发现左大腿肿块，无明显不适，不影响行走。

查体：左大腿内后侧可触及大小约7cm×5cm肿块，位置较深，质韧，活动度差，稍有压痛，表面皮肤未见异常。

【MRI平扫和增强诊断印象】

左侧大腿内侧肌群肌间隙见一分叶状截面约7.5cm×3.9cm T1WI等信号、T2WI混杂高信号，边界尚清，增强后明显强化。所示双侧股骨未见明显异常信号（图4-1）。

【诊断结论】

左侧大腿内侧肌群肌间隙占位。

【病理诊断】

（左大腿）孤立性纤维性肿瘤（中间型）。

【说明】

孤立性纤维性肿瘤（solitary fibrous tumor，SFT）属于纤维母细胞/肌纤维母细胞来源肿瘤的中间型，是一种罕见的梭形细胞软组织肿瘤，多发生于胸膜，发生于四肢者罕见，可发生于任何年龄。1870年Wagner首次提到该病，1931年由Klemperer和Rabin首先命名该病。WHO在2002年软组织肿瘤分类中，将其归为纤维母细胞/肌纤维母细胞来源肿瘤，根据其生物学特征分为良性和恶性2种类型。SFT瘤体大小差异较大，多数肿瘤形态规则，呈圆形或椭圆形，瘤体较大时可呈浅分叶状；边缘多清楚，部分恶性SFT局部边缘

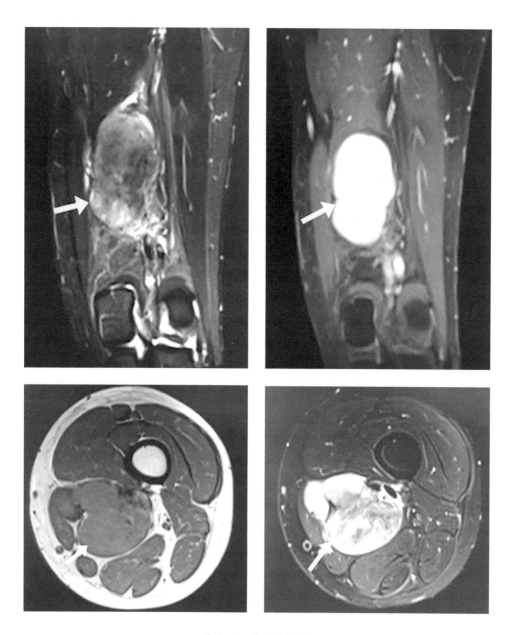

图 4-1　左下肢 MRI

欠清晰，可侵犯周围组织。

　　MRI 信号特点反映肿瘤组织成分的不同。成熟的纤维组织、肿瘤细胞及血管聚集区在 T1WI 多呈等或稍低信号，坏死区呈低信号；T2WI 信号变化多样，瘤体内胶原纤维丰富，瘤细胞较少时呈低信号，肿瘤细胞密集，血管丰富时呈高信号，因此多为稍高混杂信号。良性 SFT 肿瘤密实，强化均匀，边界清楚；恶性 SFT 信号不均，边界欠清。

大多数 SFT 呈良性，手术完整切除可以治愈，但部分肿瘤临床及病理学特征显示其生物学行为具有侵袭型。胸膜 SFT 中恶性病例占 7% ～13%，胸外 SFT 中约 10% 病例可发生局部复发或转移。

 ## 病例 2：左腘窝囊肿

【简要病史】

女性，51 岁，2 年前无明显诱因左腘窝处出现一肿块，质软、边界清楚、活动度可，伴左下肢酸胀不适，无明显疼痛及下肢无力麻木感。

【MRI 平扫和增强诊断印象】

左膝关节组成骨未见明显异常信号，未见明显异常强化。内外侧半月板信号形态及信号未见明显异常。内外侧副韧带、前后交叉韧带形态及信号未见明显异常。关节腔少许液体信号影。左侧腘窝沿肌间隙见不规则囊状液体影，增强后未见明显异常强化（图 4 -2）。

【诊断结论】

左侧腘窝不规则囊性灶，考虑腘窝滑膜囊肿。

【病理诊断】

左侧腘窝囊肿。

【说明】

腘窝囊肿是一种常见的膝关节周围囊肿，由 Baker 医生于 1877 年详细描述，因此又叫 Baker 囊肿。其发病机制主要是由于各种原因引起的膝关节内压力增高，导致腓肠肌内侧头与半膜肌肌腱滑囊膨出而形成。腘窝囊肿常见于 35 ～75 岁人群，常伴有膝关节炎性疾病，如：类风湿性关节炎，骨性关节炎；膝关节的损伤；或关节的过度疲劳等。

MRI 是目前公认的诊断膝关节肿物，评估膝关节病变的金标准。通常情况下，腘窝囊肿在膝关节 MRI 中，T1WI 呈均匀低信号，T2WI 呈均匀高信号，并且可以观察到与关节腔的交通口，呈"鸟嘴样"。

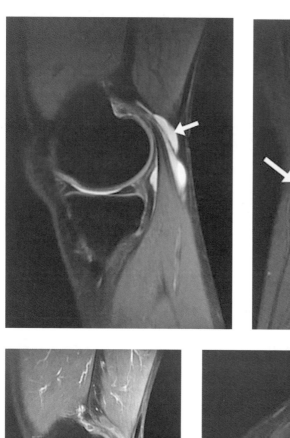
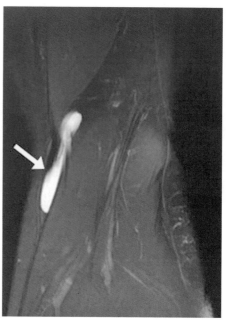
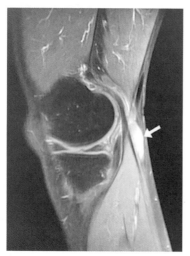
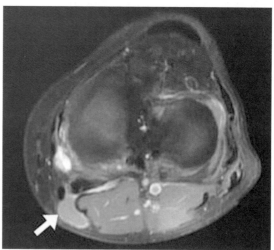

图 4 - 2　左腘窝 MRI

病例 3：左腘窝囊肿

【简要病史】

男性，79 岁，9 个月前无意中发现左腘窝处出现一肿块，逐渐增大，近来伴行走时局部酸胀不适，无明显疼痛及下肢无力麻木感。

【MRI 平扫和增强诊断印象】

左侧腘窝见囊性 T1WI 低、T2WI 高信号影，约 3.4cm×6.2cm，增强后囊壁可见强化。左侧内侧半月板后角形态欠清，见片状 T2WI 高信号影，左侧外侧半月板前后角见斑点状 T2WI 高信号影。左膝内外侧副韧带、前后交叉韧带形态及信号未见异常。膝关节诸组成骨边缘见明显增生，股骨外侧髁关节面下小斑片状 T2WI 高信号。内侧关节间隙狭窄，膝关节腔及髌上囊见明显液性信号灶（图 4-3）。

【诊断结论】

左膝关节退变；

左股骨外侧髁关节面损伤；

左膝内侧半月板后角撕裂，外侧半月板前角变性；

左膝关节腔少量积液，左侧腘窝囊肿。

【病理诊断】

左侧腘窝囊肿。

【说明】

腘窝囊肿是一种常见的膝关节周围囊肿，又叫 Baker 囊肿。其发病机制主要是由于各种原因引起的膝关节内压力增高，导致腓肠肌内侧头与半膜肌肌腱滑囊膨出而形成。腘窝囊肿常见于 35~75 岁人群，常伴有膝关节炎性疾病。腓肠肌与半膜肌滑囊是正常解剖结构，位于腓肠肌内侧头与半膜肌肌腱之间，当发生关节炎、交叉韧带损伤、半月板损伤等关节疾病时关节积液增多，积液可从裂隙流入腘窝内滑囊引起滑囊积液，偶有滑囊破裂引起炎性病变。

通常情况下，腘窝囊肿在膝关节 MRI 中，表现边界清楚的囊性病灶，常为圆形或椭圆形，信号均匀，病灶内可见分隔。T1WI 呈均匀低信号，T2WI 呈均匀高信号，并且可以观察到与关节腔的交通口，呈"鸟嘴样"。

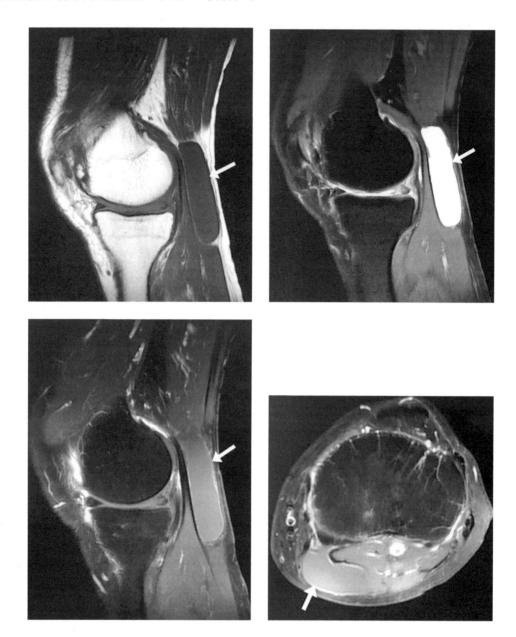

图 4-3 左腘窝 MRI

病例 4：左腘窝囊肿

【简要病史】

男，9 岁，患儿 3 年前因腘窝囊肿于外院行左腘窝肿块切除术，术后恢复可。于 1 个月前无意中发现原手术部位再次出现肿块，无疼痛不适。

查体：左腘窝可触及大小约 3cm×2cm 肿块，突出皮肤表面，质软，界不清，活动度差，无明显压痛，未触及搏动及震颤。表面皮肤见陈旧性手术瘢痕。

【MRI 平扫印象】

左腘窝见一大小约 3.2cm×1.1cm 囊性灶，T1WI 呈低信号，T2WI 呈高信号，边界清晰（图 4－4）。

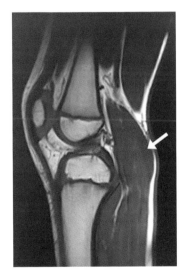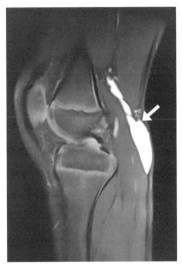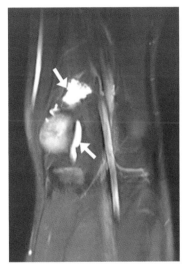

图 4－4　左腘窝 MRI

【诊断结论】

左腘窝囊肿。

【病理诊断】

（左腘窝）腘窝囊肿伴皮下组织异物肉芽肿。

【说明】

在成年患者中，腘窝囊肿的形成大多是由于膝关节损伤、感染性因素或是膝关节退行性变导致，故又叫继发性腘窝囊肿，这种囊肿大多是与关节腔相通的；而在儿童或青少年患者中，腘窝囊肿多由腓肠肌内侧头与半膜肌肌腱滑囊直接形成，大多数是原发性疾病。在儿童中，腘窝囊肿在 4～7 岁人群中更为常见。Van－Rhijn 对无症状行保守治疗的儿童腘窝囊肿患者进行平均 7 年的随访，发现大部分可自行消失或萎缩。对于有症状的患儿，因保守治疗时间长，对患儿的运动及患儿家长心理均可能产生影响，仍主张手术治疗。有学者测量腘窝囊肿内压和关节内压发现，所有患者囊肿内压高于关节内压，液体积聚在囊肿内并不流走，表明存在单向瓣膜机制。因此，术中需要对活瓣结构进行处理。

通常情况下，腘窝囊肿在膝关节 MRI 中，T1WI 呈均匀低信号，T2WI 呈均匀高信号。

病例 5：右小腿多形性未分化肉瘤

【简要病史】

男，75 岁，患者 2 年前因右下肢肿块于外院行右下肢肿块切除术，术后恢复尚可，病理示：间叶源性恶性肿瘤。术后未行其他辅助治疗。3 个月前患者再次摸到右下肢肿块。

查体：右小腿后侧扪及两枚肿块，分别约 5cm×5cm 和 4cm×2cm 大小，质韧，肿块活动度尚可。

【MRI 平扫和增强诊断印象】

右小腿腓肠肌后部见两个大小不等椭圆形异常信号灶，大小分别为 4.0cm×2.5cm 和 5.1cm×2.2cm，T1WI 呈等信号，T2WI 呈高信号，边界清晰，信号欠均匀，增强后明显强化，余诸骨形态及信号未见明显异常，关节间隙正常（图 4-5）。

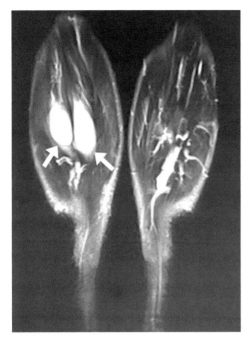
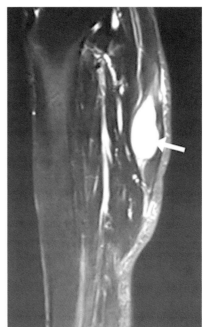
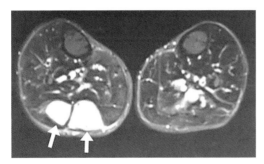
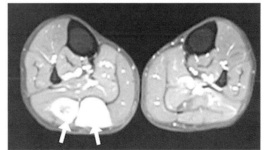

图 4-5　双侧小腿 MRI

【诊断结论】

右小腿腓肠肌后部软组织肿瘤可能。

【病理诊断】

右下肢高级别多形性未分化肉瘤。

【说明】

软组织肉瘤（soft tissue sarcoma，STS）是一组起源于间叶组织的异质性肿瘤，占成人恶性肿瘤的 1% 左右，其中 50% ~60% 发生于四肢。STS 最常见的一种类型是未分化多形性肉瘤（undifferentiated pleomorphic sarcoma，UPS），之前被命名为恶性纤维组织细胞瘤（malignant fibrous histiocytoma，MFH），本质是组织学来源及分化方向仍不明确的未分化肉瘤。MFH/UPS 好发于四肢、躯干、头颈部和腹膜后间隙，位置较深，肿瘤级别高，恶性程度高，术后易复发，无典型的影像特征。

2002 年，世界卫生组织（WHO）重新定义 MFH，包括 3 种组织学亚型：多形性 MFH，又称高级别 UPS（MFH/UPS 高级别）；巨细胞性 MFH，又称 UPS 伴巨细胞（MFH/UPS 伴巨细胞）；炎性 MFH，又称 UPS 伴明显炎症（MFH/UPS 伴明显炎症）。UPS 的最终诊断主要是基于组织病理形态学分析，同时借助免疫组化以及分子诊断技术加以确诊。

UPS 患者的 5 年生存率较低，一般为 30% ~50% 。有文献报道，肿瘤直径和深度与预后呈负相关，肿瘤直径 > 10cm 的转移率（57% ）高于直径 5 ~10cm 者的转移率（37% ）。Peiper 等认为，肿瘤直径 > 5cm 时患者生存率显著降低，远处转移风险增加，且易局部复发，提出外科切缘质量是重要的预后复发因素。

病例6：右大腿多形性未分化肉瘤

【简要病史】

男，47 岁，患者 9 个月前发现右大腿肿块，逐渐增大，偶伴行走时酸胀感，于 3 个月前在外院行右大腿肿块切除术，1 个月前于术区附近再次发现肿块，术后恢复尚可，病理示：间叶源性恶性肿瘤。术后未行其他辅助治疗。3 个月前患者再次摸到右下肢肿块。

查体：右大腿外侧扪及大小约 9.5cm ×6cm 肿块，质韧，有压痛，皮温较高，皮肤表面呈红色。可见术后瘢痕。

【MRI 平扫和增强诊断印象】

右下肢恶性纤维组织细胞瘤术后，大腿半膜肌、股薄肌与股内侧肌间隙可见巨大软组织肿块，信号不均匀，形态不规则，T1WI 呈等信号，T2WI 呈高低混杂信号，内见囊变及分隔，增强后实性部分不均匀强化，囊性不强化，肿块包绕股骨干，骨质内小片状 T1WI 低、T2WI 高信号影，增强后明显强化（图 4 -6）。

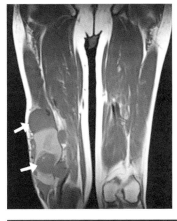
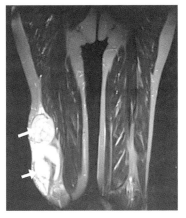
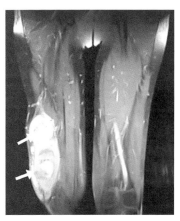

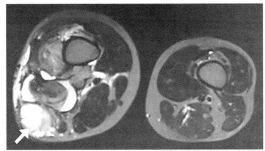
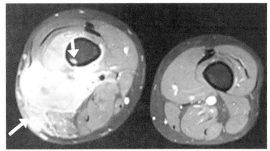

图 4 - 6　双侧大腿 MRI

【诊断结论】

右大腿多形性未分化肉瘤术后复发，侵及股骨干。

【病理诊断】

右大腿间叶源性恶性肿瘤，倾向于高级别多形性未分化肉瘤（多形性恶性纤维组织细胞瘤）。

【说明】

未分化多形性肉瘤（undifferentiated pleomorphic sarcoma，UPS）是中老年人较常见的软组织恶性肿瘤。好发于四肢深部，尤以下肢多见。发病高峰年龄 50~70 岁，男多于女。

肿瘤 MRI 可有以下特点：（1）信号特征：T1WI 多呈等或低信号，其中坏死囊变区域信号更低，而出血区呈高信号；T2WI 上肿瘤呈混杂高信号，其中肿瘤实质成分呈稍高信号，成熟纤维成分或陈旧性出血呈低信号，而坏死囊变区呈明显高信号；增强扫描时肿瘤实质成分呈明显强化，提示肿瘤血供丰富，坏死、囊变区未见明显强化。（2）纤维分隔征：为 T1WI 和 T2WI 低信号的分隔样结构，增强扫描分隔未见明显强化，组织病理学证实为单一肿块内出现的纤维组织包绕。该征象在恶性肿瘤中的发生率明显高于良性肿瘤。（3）瘤周水肿：T2WI 呈高信号，增强扫描呈轻度不均匀强化，边界不清，其病理学基础为肿瘤细胞破坏假包膜侵犯邻近组织，引起周围组织水肿、炎性细胞浸润及新生血管增生等改变。（4）尾征：病灶可向肌间隙内生长，肿瘤受到邻近肌肉的压迫和肌膜的限制，其边缘可形成"尾征"。（5）周围侵及改变：较大肿瘤多呈浸润性生长，易侵犯邻近组织，边界欠清。

UPS 具有高度的侵袭性，预后较差。研究表明，肿瘤大小、肿瘤浸润深度、淋巴结阳性与否以及肿瘤是否转移均是 UPS 患者无病生存的重要影响因素。同时，阳性的显微外科边界和筋膜下肿物均与局部复发率密切相关。Canter 等认为，UPS 患者的 5 年生存率往往较低，一般为 30% ~50%。Lehnhardt 等对 140 例发生于四肢的 UPS 进行分析，发现其 5 年总生存率为 72%，中位随访时间为 52 个月，发现原发肿瘤与复发肿瘤的预后差别较大，5 年生存率分别为 84% 和 62%。UPS 患者的总生存率和孤立原位复发与是否原发、手术切缘是否干净、肿瘤大小及分级关系密切，而与肿瘤部位、辅助放化疗以及肿瘤深度无明显关系。

病例 7：右大腿多形性未分化肉瘤

【简要病史】

女，68 岁，患者 10 天前无意中发现右大腿上段后方肿块，行走不受影响，无明显不适。

查体：右大腿上段后侧扪及大小约 10cm ×15cm 肿块，突出于皮肤表面，局部皮温高，轻微压痛，质硬，活动度差，与周围组织边界不清，右下肢感觉、肌力及末梢循环未见异常。

【MRI 平扫诊断印象】

右侧大腿外后侧，后组肌群与皮肤间可见梭形团块影，大小约 5.9cm ×5.8cm ×10.0cm，T1WI 呈等低信号，T2WI 呈混杂等高信号，脂肪间隙稍模糊。余双侧股骨及周围软组织未见明显异常（图 4 -7）。

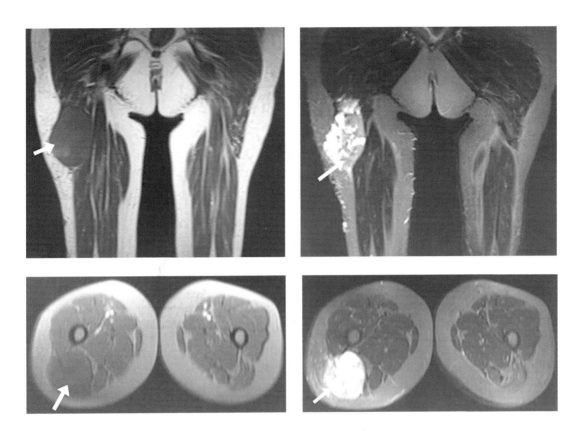

图 4 - 7　双下肢 MRI

【诊断结论】

右侧大腿外后侧占位性病变，考虑间叶组织来源肿瘤。

【病理诊断】

右大腿间叶源性恶性肿瘤，倾向于高级别多形性未分化肉瘤。

【说明】

未分化多形性肉瘤（undifferentiated pleomorphic sarcoma，UPS）是软组织肉瘤中最常见的一种类型，之前被命名为恶性纤维组织细胞瘤。好发于四肢、躯干，恶性程度高，术后易复发。5 年生存率较低，一般为 30% ～50% 。MRI 可评估肿瘤位置、肿瘤成分、血供情况及边缘侵袭情况。

病例8：左小腿多形性未分化肉瘤

【简要病史】

男，69岁，患者2年前无意中发现左小腿肿块，逐渐变大，近日迅速增大，伴酸胀感。

查体：左小腿胫前见直径10cm肿块，突出于皮肤表面，质硬，活动度差，与周围组织边界不清，压之酸痛。

【MRI平扫和增强诊断印象】

左小腿外侧皮下见异常信号肿块影，T1WI呈等信号，T2WI呈高信号，大小约2.9cm×7.5cm，增强后可见不均匀强化，病灶向内侵犯胫腓骨外侧肌群，余下肢未见明显异常（图4-8）。

【诊断结论】

左小腿外侧占位。

【病理诊断】

（左下肢）间叶源性恶性肿瘤，考虑为多形性未分化肉瘤（浅表型席纹状-多形性恶性纤维组织细胞瘤）。

【说明】

软组织肉瘤（soft tissue sarcoma，STS）是一组起源于间叶组织的异质性肿瘤，占成人恶性肿瘤的1%左右，其中50%～60%发生于四肢。STS最常见的一种类型是未分化多形性肉瘤（undifferentiated pleomorphic sarcoma，UPS），之前被命名为恶性纤维组织细胞瘤（malignant fibrous histiocytoma，MFH），其组织学来源及分化方向仍不明确，具有梭形细胞、多形性镜下表现、类圆形细胞及类上皮细胞形态学表现。UPS的最终诊断主要是基于组织病理形态学分析，同时借助免疫组化及分子诊断技术加以确诊。MFH/UPS好发于四肢、躯干、头颈部和腹膜后间隙，肿瘤级别高，恶性程度高，术后易复发。

MRI对软组织肿瘤定位、肿瘤成分、血供情况及边缘侵袭评估有很大优势。UPS多呈偏心性梭形增大，推压邻近组织形成低信号纤维假包膜，成为阻碍肿瘤浸润的屏障。Engellau等对140例软组织肉瘤研究发现，肿瘤边缘呈推压性生长改变的病例术后均未复

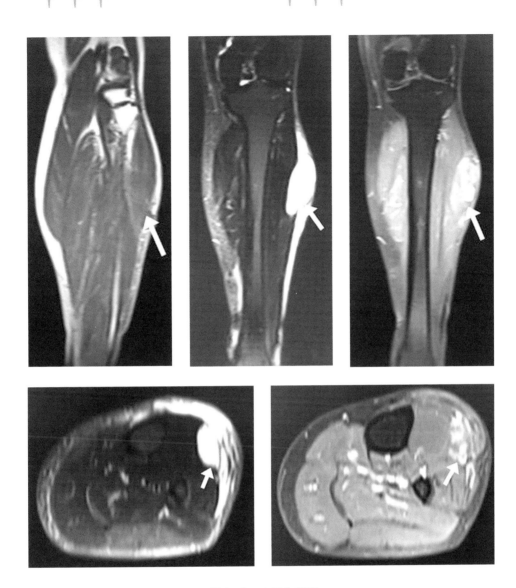

图 4 - 8　双下肢 MRI

发；而当肿瘤细胞破坏假包膜侵犯邻近组织，引起周围组织水肿、炎性细胞浸润及新生血管增生等改变，术后复发率高达 55.9% ，瘤周组织 T2WI 表现为高信号，并呈现不均匀强化，瘤周组织的侵犯与肿瘤恶性程度相关。

病例9：右小腿汗腺瘤

【简要病史】

女，65岁，患者于4年前无意中发现右腘窝下方约黄豆大小肿物，无明显不适，近年来逐渐增大。1周前包块处感觉瘙痒，抓挠后出现破溃流液。

查体：右侧腘窝下方可见暗红色皮肤隆起，触及一大小5cm×6cm的肿块，质软，活动度尚可。

【MRI平扫和增强诊断印象】

右小腿上段后方皮下脂肪内可见囊实性肿块，大小2.4cm×4.1cm×4.9cm，T1WI呈低信号（图上左），T2WI呈高信号（图上右），内有分隔及实性成分，增强后分隔及实性成分较明显强化，囊性成分无强化（图下左、下右），边界尚清。右小腿肌肉未见明显异常信号或强化（图4-9）。

【诊断结论】

右小腿上段后方皮下脂肪层内囊实性肿块，考虑神经源性或间叶源性肿瘤。

【病理诊断】

（右下肢）汗腺瘤。

【说明】

汗腺瘤是一类起源于大汗腺的良性附属器肿瘤，透明细胞汗腺瘤（clear cell hidradenoma）是其最常见的变异类型。透明细胞汗腺瘤又称透明细胞肌上皮瘤、汗孔汗腺瘤等，临床较少见，好发于中年女性，头皮和面部多见，临床表现为孤立单发的、生长缓慢的坚实结节，外伤、搔抓可刺激其生长，少数病例可出现浅表破溃、糜烂。

透明细胞汗腺瘤属良性肿瘤，首选手术切除治疗，但切除不净或肿瘤累及皮下脂肪组织时有复发可能。恶性透明细胞汗腺瘤罕见，细胞异型性及核分裂均较明显，此病常为原发，真正由透明细胞汗腺瘤发展为恶性透明细胞汗腺瘤的患者极其罕见。

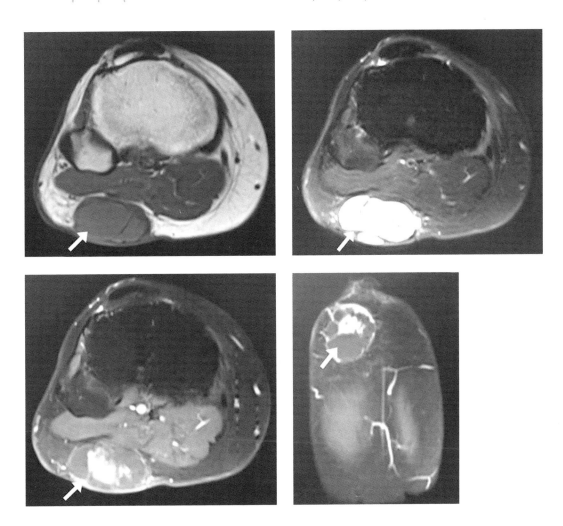

图 4 - 9　右小腿 MRI

病例 10：右足滑膜肉瘤

【简要病史】

　　女，55 岁，患者 2 年前无意中发现右足背花生大小肿块突出于皮肤，无明显不适，未予重视。2 年来肿块逐渐增大至 3cm 大小，伴局部酸胀不适。

　　查体：右足背扪及直径约 3cm 皮下肿块，质硬，无法推动，有压痛。表面皮肤无红肿、破溃。

【MRI 平扫和增强诊断印象】

右侧足部见第 1、2 跖骨间一不规则混杂信号影，T1WI 呈等低信号，T2WI 呈高信号，内见斑片状低信号影，大小约 3.0cm×3.3cm，增强后呈不均匀强化，右足关节诸骨骨质信号均匀，未见明显异常信号灶，右踝关节腔见少许积液影（图 4 -10）。

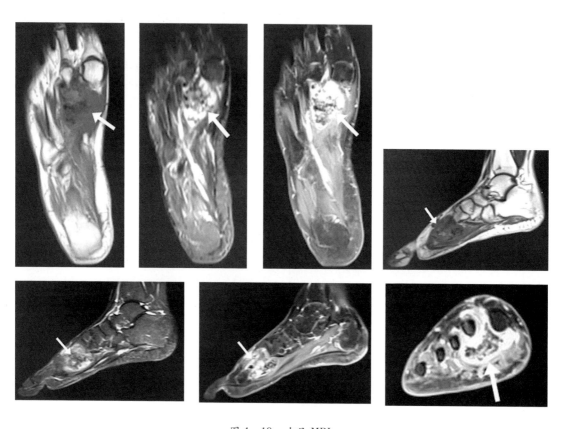

图 4 - 10　右足 MRI

【诊断结论】

右侧足部不规则软组织病灶，考虑软组织恶性肿瘤可能；

右踝关节腔少许积液。

【病理诊断】

（右足）滑膜肉瘤。

【说明】

滑膜肉瘤（synovial sarcoma）是一种相对少见的恶性肿瘤，约占软组织肉瘤的 10%，仅次于多形性未分化肉瘤、脂肪肉瘤和平滑肌肉瘤等。具有向上皮和间叶双相分化的特征，但并非真正来自于滑膜细胞，一般认为其源于向滑膜分化趋势的间充质细胞。滑膜肉瘤恶性程度较高，好发于四肢近端深部软组织，如膝关节、踝关节、肩、肘、腕部等部位，也可发生于与关节无关的部位，如头颈部、胸壁、腹壁、腹膜后等，易复发及远处转移。中青年男性好发，男女发病率之比为 1.2∶1。

滑膜肉瘤 MRI 具有以下特征性表现：多发生于下肢，位置较深，T2WI 表现为高、稍高和低的混杂信号。T1WI、T2WI 均见低信号分隔带，增强扫描分隔带不强化，分隔不是滑膜肉瘤所特有，但可以作为一项诊断依据。邻近骨质压迫性吸收表现，肿瘤多表现为体积较大，边界清晰，具有完整或不完整的包膜，MRI 表现为一层包绕肿瘤的低信号，增强扫描后实质部分明显强化。

CT 相对于 MRI 在显示钙化方面有显著优势，可清晰显示肿瘤的边界，而 MRI 可以清楚显示患者骨皮质变薄及毛糙的现象，在与周围组织关系及病变确定方面具有一定的优势。因此，CT 和 MRI 在诊断下肢滑膜肉瘤方面各有优势，联合使用可提高对患者疾病诊断的准确率。

病例 11：左大腿淋巴管瘤

【简要病史】

男，8 岁，患儿出生时即左大腿较右大腿粗，后于当地医院行淋巴瘤手术切除，术后病理提示"淋巴管瘤"，1 年前发现左腹股沟区肿块，缓慢增大。

查体：左侧髂前上棘表面可触及一皮下肿块，大小约 2cm×2cm，质软，活动可。同侧见腹股沟区、大腿股直肌外侧术后疤痕。股直肌外侧瘢痕下方可见皮下软组织隆起，质韧，无明显界限。

【MRI 平扫和增强诊断印象】

左侧髂部及左侧大腿外缘皮下脂肪层内见絮状 T1WI 低信号、T2WI 混杂高信号，不均匀轻度强化。膀胱充盈良好，未见明显异常信号影（图 4-11）。

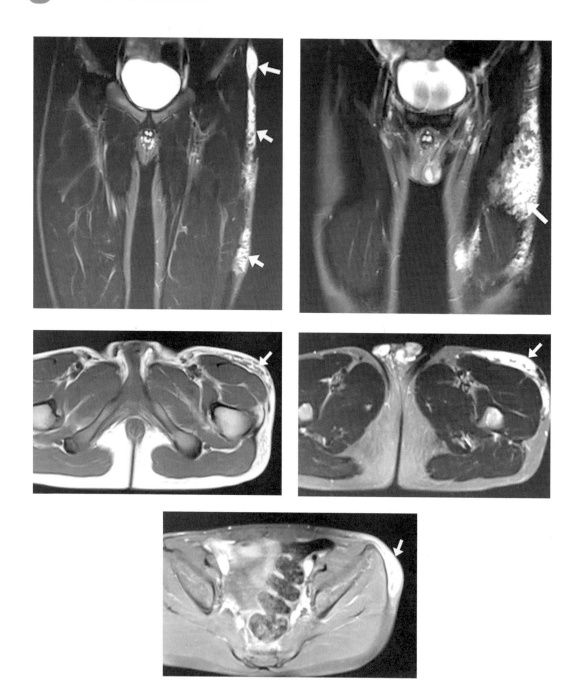

图 4 - 11　左大腿 MRI

【诊断结论】

左侧髂部及左侧大腿外缘皮下软组织内淋巴管囊肿。

【病理诊断】

淋巴管瘤。

【说明】

淋巴管瘤（lymphangioma，LA）是发生在淋巴系统的较为少见的良性肿瘤，可发生于身体的任何部位，以颈部最常见，约占 80%，主要位于颈后、颈外三角。常由于淋巴管先天发育异常，也可继发于外伤或手术引起淋巴管损伤，导致淋巴液引流不畅最终发展而成。先天性者常在 2 岁以内发病，以颈部及腋窝最常见。临床表现为质软肿块，生长缓慢，主要表现为邻近组织器官受压症状，继发感染或破裂出血则可有发热、疼痛等症状。

根据病变内所含淋巴管扩张程度不同，组织学上将其分为 3 型：单纯型淋巴管瘤，由毛细小淋巴管构成，多发生于皮肤及黏膜；海绵状淋巴管瘤，由较大的淋巴管构成，多见于上肢和腋部；囊性淋巴管瘤（囊状水瘤），最多见，由大的淋巴管腔隙构成。血管瘤与淋巴管瘤混合构成者称为血管淋巴管瘤（脉管型）。

海绵状淋巴管瘤为多发迂曲扩张的较大淋巴管形成，聚集而呈蜂窝状结构，病灶囊腔较囊性淋巴管瘤小，边缘不规则，与邻近组织分界欠清。此瘤在 T1WI 常呈不均匀等信号，内有大量低信号的纤维分隔和高信号的脂肪组织，在 T2WI 呈不均匀高信号，其中扩张的淋巴管道表现为大量的小圆形和小管状的高信号区。病灶形态与海绵状血管瘤极为相似，但后者注射对比剂可见明显强化，而前者则无强化或仅见囊壁轻度强化。

病例 12：右大腿韧带样纤维瘤病

【简要病史】

女，22 岁，患者 5 岁即发现右下肢无痛性肿块，先后曾行 4 次手术（具体不详），半年前再次发现右大腿肿块。

查体：右大腿外侧、后侧及臀部后外侧可见 4 处陈旧性瘢痕。右大腿中段后侧可扪及一活动性肿块，边界欠清，无明显压痛，活动度尚可。

【MRI 平扫和增强诊断印象】

右大腿中段后方皮下见不规则片状 T1WI 等信号、T2WI 混杂低信号影，边界欠清，范围约 5.2cm ×4.1cm ×1.6cm，增强后呈明显欠均匀强化；余周围软组织内未见明显异常，双侧股骨形态、信号未见明显异常（图 4 −12）。

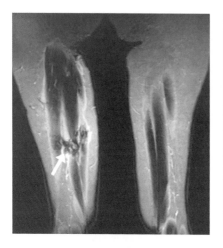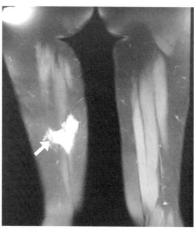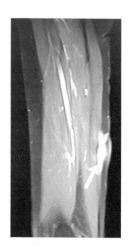

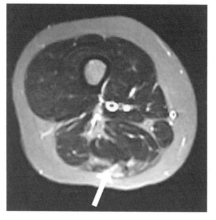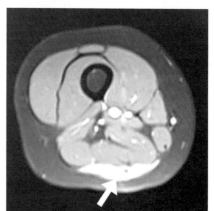

图 4 − 12　右大腿 MRI

【诊断结论】

右大腿中段后方皮下占位，良性间叶源性肿瘤可能。

【病理诊断】

（右大腿）韧带样纤维瘤病（硬纤维瘤）。

【说明】

韧带样纤维瘤病（desmoid‑type fibromatosis，DF/DTF）是一种起源于筋膜或腱膜结缔组织的较为少见的软组织肿瘤，又称为硬纤维瘤或侵袭性纤维瘤。2013 年 WHO 软组织新分类中，将 DF 归属于纤维母细胞/肌纤维母细胞性肿瘤（交界性）。生物学行为介于良性纤维瘤与纤维肉瘤之间，病变呈浸润性生长，具有高复发率及低转移率的特点。早期定性诊断及明确病变的侵犯范围，有助于制订手术计划，对减少术后复发有重要意义。

韧带样纤维瘤病占软组织肿瘤的 3%，占所有肿瘤的 0.03%，好发于中青年女性，25 ~35 岁为高峰期。根据其发生部位，可分为 3 型：腹外型（50% ~60%）、腹壁型（约 25%）及腹内型（约 15%）。四肢内病变属于腹外型，其中以臀部及大腿部好发，临床上多表现为渐进性增大的肿块，可伴压痛。DF 的发病可能与手术、创伤、内分泌及遗传等因素有关，其中创伤是 DF 发生的主要病因。

DF 主要由分化良好的成纤维细胞和肌成纤维细胞构成。病灶形态以不规则居多，与周围的肌肉、血管神经束粘连，瘤周组织可见少量水肿。T1WI 多呈不均匀等或低信号，T2WI 以高信号为主，但无明显坏死区域，有时病灶内见条带状无强化低信号影，病变信号不均匀性与肿瘤细胞与胶原纤维的比例及其排列方式有关。病变好发于肌肉、肌间隙内，长轴常与肌纤维走行平行，易见"筋膜尾征"。细胞成分多的区域 T2WI 信号较高，胶原纤维多的区域 T2WI 信号较低。

病例 13：右大腿神经鞘瘤

【简要病史】

男，45 岁，患者 3 年前无意中发现右大腿一黄豆大小肿块，近 4 个月来进行性增大。查体：右大腿可触及一直径约 2cm 大小肿块，表面光滑，边界清楚，活动度差，有压痛，表面皮肤无异常。

【MRI 平扫和增强诊断印象】

右侧股骨下段内侧肌肉内见类圆形 T1WI 等、T2WI 高信号影，增强后明显强化。股骨骨皮质光整，未见异常信号及强化灶（图 4 -13）。

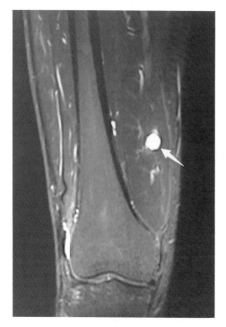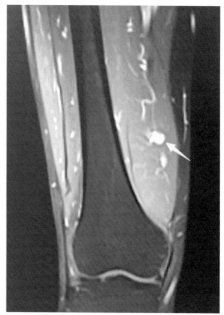

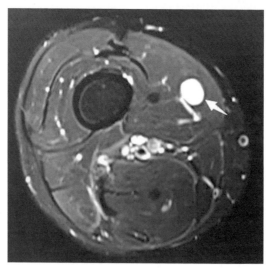

图 4 - 13　右大腿 MRI

【诊断结论】

右侧股骨下段内侧肌肉内血管瘤可能大。

【病理诊断】

右大腿神经鞘瘤。

【说明】

周围型神经鞘瘤多为良性神经源性肿瘤，起源于神经鞘的 Schwann 细胞，肿瘤生长缓慢，沿神经干走向生长，有完整包膜，可有出血、坏死、囊变，多为单发。该病可发生于任何年龄，多见于 20 ~ 40 岁，无明显性别差异。

不同部位的神经鞘瘤有相似的影像学表现，也有特征性表现。MRI 平扫 T1WI 呈低、等信号，T2WI 呈高或稍高信号，如肿瘤内继发囊变、坏死、出血，则信号不均匀，增强扫描呈中度至明显不均匀强化。

病例 14：右大腿多发性神经鞘瘤

【简要病史】

男，40 岁，患者 1 年前无意中发现右大腿一黄豆大小肿块，近来进行性增大，伴局部疼痛不适。患者半年前曾行右小腿神经鞘瘤切除术。

查体：右大腿可触及数个大小不等肿块，表面光滑，边界清楚，活动度差，有压痛，表面皮肤无异常。

【MRI 平扫和增强诊断印象】

右大腿肌间隙可见多发类圆形 T1WI 低、T2WI 混杂高信号结节影，呈串珠样排列，较大者直径约 45mm，增强后明显强化。余大腿软组织未见明显异常信号影及强化灶（图 4 -14）。

【诊断结论】

右大腿肌间隙多发结节，神经鞘瘤可能。

【病理诊断】

右大腿神经鞘瘤。

【说明】

周围神经鞘瘤（peripheral nerve sheath tumor）是体部神经源性肿瘤中最常见的一种，起源于胚胎期神经脊的 Schwann 细胞，好发于躯干、四肢和头颈部，而胸壁及腹盆腔非常少见。通常为良性，生长缓慢。该病可发生于任何年龄，20 ~ 50 岁多见，无明显性别差异。神经鞘瘤有完整的包膜，大多数为单发、孤立性肿块，偶有多发。多发性者有 2 种类

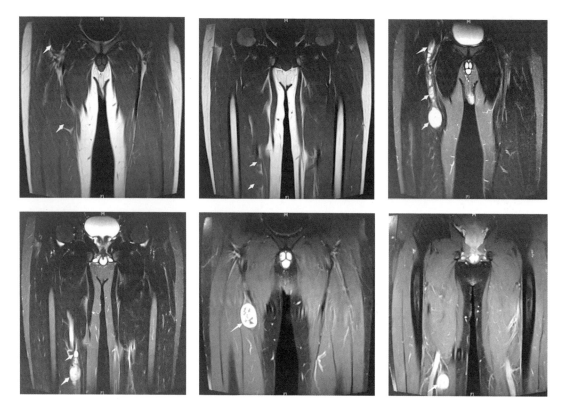

图 4 – 14 双侧大腿 MRI

型，Ⅰ型即神经鞘瘤病，患者有听力不良、多发性皮肤神经鞘瘤并伴有各种颅内肿瘤，如脑膜瘤、胶质瘤、神经鞘瘤等，因无家族发生的倾向，故与神经纤维瘤病不同；Ⅱ型即多发局限性神经鞘瘤，表现为沿某条神经分布的多发性神经鞘瘤，不伴有颅内病变。本病例为Ⅱ型多发。

不同部位的神经鞘瘤有相似的影像学表现，也有特征性表现。CT 平扫呈等或稍低、低密度，增强扫描呈均匀或不均匀轻度至明显强化。MRI 平扫 T1WI 呈低、等信号，T2WI 呈高或稍高信号，如肿瘤内继发囊变、坏死、出血，则信号不均匀，增强扫描呈中度至明显不均匀强化。神经鞘瘤与神经纤维瘤的 MRI 表现相似，但神经纤维瘤内部存在纤维组织，在瘤内可有从中心开始的星形低信号，最终诊断有赖于病理检查。

病例 15：右小腿神经鞘瘤

【简要病史】

女，56 岁，患者 1 年前自觉右腿牵拉感，发现右小腿一肿块，伴右腿针刺感，走路跛行，近期症状逐渐加重。

查体：右小腿外侧局部皮肤隆起，扪及一直径约 4cm 肿块，质硬，推之不动，无压痛。表面皮肤未见明显异常。

【MRI 平扫和增强诊断印象】

右小腿中段前外侧肌肉内见囊实性肿块，大小约 2.1cm×1.9cm×3.3cm，T1WI 呈混杂低信号，T2WI 呈不均匀高信号，内有分隔及实性成分，增强后分隔及实性成分较明显强化，囊性成分无强化；边缘尚清。右小腿肌肉未见明显异常信号或强化（图 4-15）。

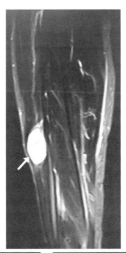
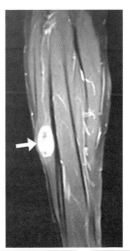
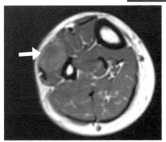
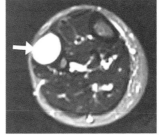
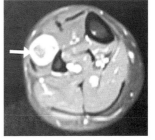

图 4-15 右小腿 MRI

【诊断结论】

右小腿中段前外侧肌肉内囊实性肿块，神经鞘瘤可能。

【病理诊断】

（右小腿）神经鞘瘤。

病例 16：右小腿血管瘤

【简要病史】

男，18 岁，患者于 3 年前无意中发现右下肢肿块，近 1 周来肿块增大明显，伴胀痛。外院 B 超示右小腿内侧肌层内混合性声团伴血流信号。

【MRI 平扫和增强诊断印象】

右小腿胫腓骨骨质结构完整，未见明显骨折及骨髓水肿征象；右小腿内上方腓肠肌内见大小约 36mm×17mm T1 混杂信号影、T1WI 混杂稍高信号，T2WI 呈高信号，增强后明显强化，余无明显异常（图 4 - 16）。

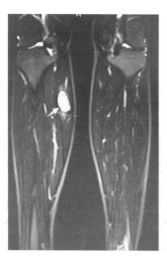
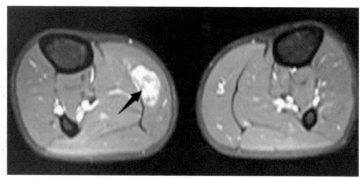

图 4 - 16　右小腿 MRI

【诊断结论】

右小腿内上方腓肠肌内占位，考虑血管瘤可能大。

【病理诊断】

（右小腿）肌间血管瘤。

【说明】

近年来，1863 年细胞病理学之父 Virchow 提出的血管瘤分类概念（毛细血管瘤、海绵状血管瘤和蔓状血管瘤）逐渐被淘汰，更多的是采用 1982 年 Muliken 的分类，他根据血管内皮细胞特性、临床表现和自然病史的不同，将此类病变分为血管瘤和血管畸形两大类。血管瘤以血管内皮细胞增生为特征，分为增生期、退化期和退化完成期。血管畸形的内皮细胞无异常增殖，细胞分化完全成熟，分为毛细血管型畸形、静脉型畸形、动脉型畸形、动静脉瘘型畸形以及混合型畸形。骨骼肌内血管瘤均为血管畸形，其中主要是毛细血管型畸形，而侵犯较为广泛的以静脉型畸形和动静脉瘘型畸形较为常见，以血管在肌肉组织内异常增生为特征，可表现为肌间隙浸润为主，亦可侵犯一块或多块肌肉，与体表血管瘤相比，诊断及治疗有其特殊性。

病例 17：右大腿血管瘤

【简要病史】

男，35 岁，患者于 20 多年前无意中发现右大腿肿块，逐渐增大，近来酸胀痛明显。

【MRI 平扫和增强诊断印象】

右大腿软组织内弥漫条片状 T1WI 低、T2WI 高信号影，增强后可见明显强化，右股骨内可见少许条状及小结节状 T1WI 低、T2WI 高信号影，增强后明显强化。余骨质未见明显异常（图 4 -17）。

【诊断结论】

右大腿软组织内血管瘤，累及股骨。

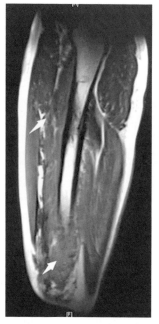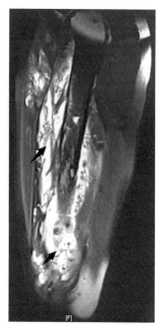

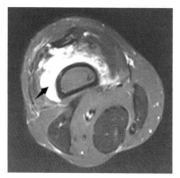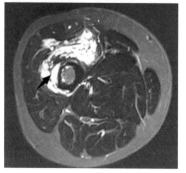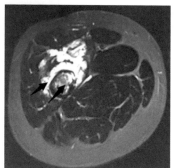

图 4 - 17　右大腿 MRI

【说明】

1982 年，美国哈佛大学 John B. Mulliken 首次提出基于血管内皮细胞生物学特性的分类法，将传统的"血管瘤"（vascular anomalies）重新分为血管瘤（hemangioma）和脉管畸形（vascular malformation）。国际血管瘤和脉管畸形研究学会（ISSVA）于 2018 年对该分类系统再次修订，将单纯性血管畸形分为毛细血管畸形（CM）、淋巴管畸形（LM）、静脉畸形（VM）、动静脉畸形（AVM）和先天性动静脉瘘（AVF）。

静脉畸形（venous malformation，VM），以前称之为海绵状血管瘤，是下肢常见的软组织肿瘤之一，多由于先天性的外周血管发育异常所致，未完全发育成熟的血管组织迂曲扩张，形成海绵状的血管腔隙，形成相互融通的血窦。血窦腔隙多由内皮组织覆盖，大多缺乏完整的血管组织结构，血窦内充满血液，或可伴有新鲜血栓或钙化血栓。位于体表的海绵状血管瘤多无明显症状，表现为局部肿块，而位于深部软组织内的血管瘤多伴有疼痛等症状，部分压迫神经可以引起较为剧烈的疼痛，部分压迫血管能引起相应部位的肌肉组织血供障碍，邻近关节的海绵状血管瘤往往因为压迫关节周围韧带或侵犯关节囊而影响关节功能。

软组织海绵状血管瘤 MRI 扫描能够为静脉畸形提供特征性的定性诊断信息，并对病变范围、边界、大小、内部成分及与周围组织的关系等具有良好的显示效果。T1WI 上为高低混杂信号，海绵状血管瘤与肌肉交界处缺乏清晰的界限，表现出条索样的混杂信号区。在 T2WI 均显示肿块在高信号中夹杂点片状低信号，提示在肿瘤组织内血流较为丰富，而且较为缓慢或淤滞，因而缺乏典型的血管流空征象，T2WI 高信号区的信号强度强于脂肪组织，肿物靠近骨质面低信号边缘，边界较为清晰；位于肌间隙者可见血管瘤与肌筋膜间低信号带，部分与肌肉界限不清；位于肌肉组织内的海绵状血管瘤，边界区条索样低信号与高信号混杂区，提示局部肌肉组织水肿。增强扫描显示在低信号区以外强化较明显，提示局部血流较为丰富，其信号强度的变化，大致能够反映海绵状血管瘤组织内的血流特性。

病例 18：右大腿黏液瘤

【简要病史】

女，49 岁，患者 3 个月前无意中发现右大腿前一鹌鹑蛋大小肿块，无明显压痛，仰卧时有压迫感，右下肢无麻木不适。近来肿块增大明显。

查体：右大腿伸侧触及肌肉内一质硬肿块，大小约 4cm×4cm，无明显压痛，位置较深，与周围组织边界不清，活动度差，表面皮肤无明显异常。

【MRI 平扫和增强诊断印象】

右侧股外侧肌下段内见斑片异常信号影，T1WI 呈稍低信号，T2WI 呈高信号，形态不规则，冠状截面大小约2.5cm×8.3cm，增强后呈明显不均匀强化。余所见右下肢未见明显异常信号影及异常强化灶（图4-18）。

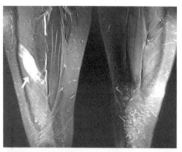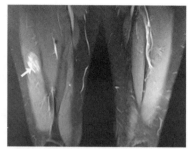
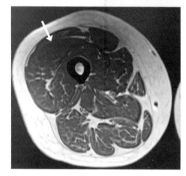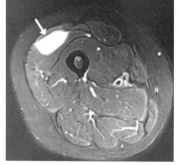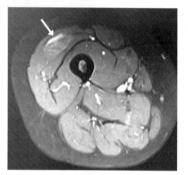

图4-18　右大腿MRI

【诊断结论】

右侧股外侧肌群内异常信号灶。

【病理诊断】

右大腿肌肉内黏液瘤。

【说明】

黏液瘤（myxoma）是一种以黏液组织为主要成分的良性病变，黏液瘤发病率很低，只占软组织肿瘤的1%。根据其发生部位的不同，分为肌肉内黏液瘤、关节旁黏液瘤、皮肤黏液瘤和颌骨黏液瘤。肌肉内黏液瘤最为常见，多见于30～70岁的成年患者，平均年龄46岁，青少年少见，不发生于儿童；发病率女性约为男性的2倍；多为单发，一般在肢体较大的肌肉内，发病率依次为大腿（63%的单发性病变位于右大腿）、肩部、臀部及上臂肌群，表现为肌肉内的条索状肿块，生长非常缓慢，边缘非常清楚，有张力感，质地硬，可以推动，多数无疼痛或触痛。关节旁黏液瘤多见于成年男性，常位于大关节附近，病变常累及皮下组织、腱鞘和关节囊，但很少侵犯肌肉。皮肤黏液瘤为无症状的皮下结节或肿物，常位于面部、口腔和躯干，多见于成年人，一般为单发。颌骨黏液瘤多发生于下颌骨，肿瘤常破坏牙齿，扩展至上颌窦并侵及面部软组织。

行 MRI 检查的黏液瘤常为肌肉内黏液瘤和关节旁黏液瘤，皮肤黏液瘤因部位表浅，易早期发现，很少行 MRI 检查。黏液瘤常呈卵圆形，与肌肉的长轴平行，少数呈分叶状或圆形，多数病变的边界清楚，部分病变可以呈浸润性生长，边界不清楚。绝大多数的黏液瘤在 T1WI 呈均匀性低信号，在 T2WI 上均呈高信号，病变周边的结构特点对诊断很有帮助，多数病变的周边区域有线样的中等信号分隔，少数分隔可以呈结节状的低信号区。部分病变的周围存在脂肪环，该环在 T1WI 显示最为清楚。病变周围的肌肉有水肿时在 T2WI 呈高信号。增强扫描时，典型的黏液瘤因血管稀少而无强化，但部分病变也可有不均匀性的强化，个别文献报道发生强化的病例高达 55%，可能是因为病变局部有相对丰富的血供所致，病变的强化结构主要为其周边和内部的分隔。

黏液瘤是良性病变，预后良好，部分病变虽然呈浸润性生长，但手术后较少有局部复发。

病例 19：右小腿黏液纤维肉瘤

【简要病史】

女，53 岁，患者 6 个月前无意中发现右小腿前一花生大小肿块，外院 B 超提示脂肪瘤，未予处理。3 天前自觉右小腿肿块处隐痛并逐渐加重，影响睡眠。

查体：右小腿中上 1/3 处胫骨前可触及一约 3cm 大小皮下肿块，质韧，界限不清，活动度差，轻度压痛。患者右足跖屈时疼痛明显，活动功能明显受限。右下肢无皮肤感觉异常。

【MRI 平扫和增强诊断印象】

右胫骨上段外侧、腓骨前方肌肉内见椭圆形异常信号肿块，大小约 2.3cm ×7.8cm，T1WI 呈稍低信号边缘高信号环，T2WI 不均匀高信号，下方少许分隔，增强后边缘及分隔明显强化，内部未见强化。周围软组织肿胀；相邻右胫骨外侧平台下见片状 T1WI 低信号、T2WI 高信号影，边界不清，增强后不均匀强化。右腓骨未见明显异常信号及异常强化（图 4 - 19）。

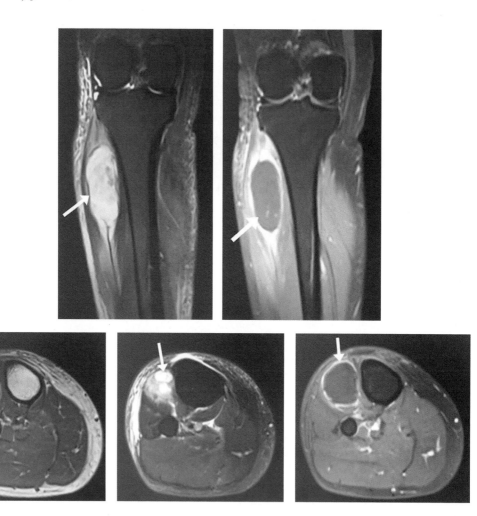

图 4 - 19　右小腿 MRI

【诊断结论】

右胫骨上段外侧、腓骨前方肌肉占位，考虑恶性肿瘤可能；周围软组织及胫骨外侧平台下骨质反应性改变。

【病理诊断】

（右小腿）间叶源性肿瘤，倾向低度恶性黏液纤维肉瘤。

【说明】

黏液纤维肉瘤（myxofibrosarcoma，MFS）是一种少见的恶性纤维源性软组织肿瘤，约占所有恶性肿瘤的 5%，好发于老年人，四肢较为多见，具有一定侵袭性，且易复发，术后复发率高达 60%。肿瘤内见细胞密集区及黏液基质区，结合细胞异型性，MFS 分为低度、中度、高度恶性。低度恶性 MFS，肿瘤细胞较少，而黏液基质区丰富；高度恶性 MFS，肿瘤密集区丰富，黏液基质区较少，有坏死、囊变及出血改变，肿瘤异型性明显。有 15%～38% 的低度恶性 MRS 可于复发后成为具有转移潜能的高度恶性肿瘤。

MFS 的 MRI 影像特征表现为：T1WI 上呈等、稍低及稍高信号，T2WI 及 DWI 上呈高信号。MFS 瘤内信号不均匀与瘤内病理成分多样有关；肿瘤实质细胞排列密集，胞外间隙变窄，T1WI 呈等或稍低信号，T2WI 呈稍高或等信号，DWI 呈高信号，增强扫描强化明显。"黏液样基质区"于 T1WI 信号混杂，与黏液成分有关，含水量较多时呈稍低信号，黏蛋白较多时呈等或稍高信号，T2WI 呈明显高信号，增强扫多呈轻度不均匀延迟强化，少数病变可不强化。

病例 20：右大腿脂肪肉瘤

【简要病史】

男，63 岁，患者 1 年前因发现右大腿内侧鹌鹑蛋大小皮下质硬肿块于我科行肿块切除术，术后病理提示"多形性肉瘤，考虑去分化脂肪肉瘤"。3 个月前再次发现右大腿手术部位肿块。

查体：右大腿下段内侧见一手术瘢痕，瘢痕下方触及大小约 8cm×6cm 肿块，质硬，和周围组织边界不清，按压后疼痛，右下肢活动不受限。

【MRI 平扫和增强诊断印象】

右大腿下端内侧皮下脂肪层内见大小约 5.8cm×2.5cm×3.9cm 异常信号灶，T1WI 呈等信号，T2WI 呈混杂等信号影，相邻筋膜稍增厚，增强后可见明显不均匀强化。

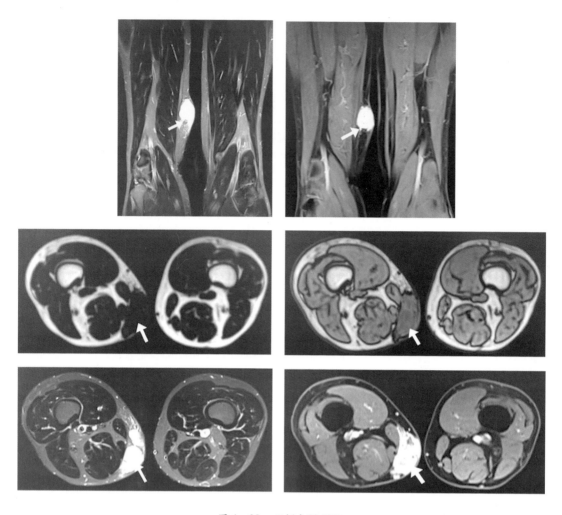

图 4 – 20　双侧大腿 MRI

【诊断结论】

右大腿去分化脂肪肉瘤术后复发可能。

【病理诊断】

（右大腿）去分化脂肪肉瘤术后复发。

【说明】

脂肪肉瘤（lipoblastoma，LPS）是软组织恶性肿瘤中最常见的一种，其发病率约为20%，仅次于多形性未分化肉瘤。2013 年世界卫生组织发布的骨与软组织分类标准修订版本中，根据临床病理和分子特征将 LPS 分为高分化、去分化、黏液、圆细胞和多形性脂肪肉瘤等亚型。LPS 可发生于身体的任何部位，一般为深在、无痛性逐渐生长的肿物，以腹膜后和四肢为主。目前的治疗方法仍然以手术完整切除为主，放疗和/或化疗作为辅助治疗手段。

去分化型脂肪肉瘤多见于腹膜后，可分为原发性与继发性，继发性肿瘤指继发于高分化型脂肪肉瘤手术切除后复发。文献认为 90% 为原发性肿瘤，10% 为继发性肿瘤，由高分化型脂肪肉瘤术后复发而致。去分化指在低度恶性高分化型脂肪肉瘤中出现分化差的非脂肪源性肉瘤，成分可为恶性纤维组织细胞瘤、平滑肌肉瘤，少数为骨肉瘤或软骨肉瘤等。CT 表现以实性肿块为主，增强扫描实性部分明显强化，类似于肌肉密度。在 MRI 上信号不均匀，由脂肪性和非脂肪性成分组成，两者之间分界清楚，呈截然中断现象。脂肪性成分的 MRI 表现类似高分化型脂肪肉瘤，非脂肪性成分的 MRI 信号不均匀，在 T1WI 与肌肉信号相似，在 T2WI 可以高于或等于脂肪信号。增强扫描后，病变的脂肪性成分或分化良好成分只有轻微强化，非脂肪性成分则有显著强化，以脂肪抑制 T1WI 观察的效果最好。

病例 21：左大腿脂肪肉瘤

【简要病史】

男性，67 岁，于 2 年前洗澡时无意中发现左大腿肿块，无明显不适，近来肿块增大明显。查体：左大腿内侧可见局部皮肤隆起，可触及大小约 15cm×20cm 肿块，质硬，边界尚清，表面皮肤未见异常，肿块可随膝关节活动。

【MRI 平扫和增强诊断印象】

左大腿内侧肌间隙见椭圆形肿块影，冠状截面大小约为 6.3cm×13.4cm，肿瘤信号不均，呈 T1WI 等低信号伴结节样高低混杂信号影，周围见多发结节样 T1WI 高信号，T2WI 呈斑片高信号影伴结节样高低混杂信号影，增强后呈明显不均匀强化（图 4 - 21）。

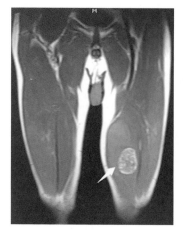
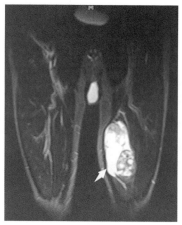
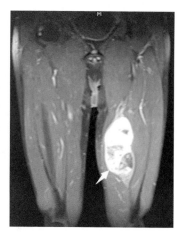

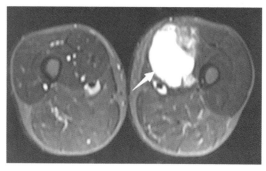
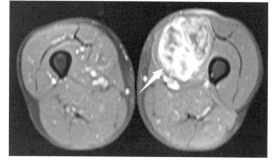

图 4-21　双侧大腿 MRI

【诊断结论】

左大腿内侧肌间隙占位，横纹肌瘤或肉瘤可能。

【病理诊断】

左大腿间叶源性恶性肿瘤，考虑为去分化脂肪肉瘤。

病例 22：右大腿脂肪肉瘤

【简要病史】

女，57 岁，患者 1 年前无明显诱因下发现右大腿根部肿块，无不适，未予处理。1 年来肿块逐渐增大至鸡蛋大小。

查体：右大腿内侧根部见局部皮肤隆起，皮下可触及一直径约 5cm 肿块，质软，压痛轻微，边界清，活动度可，双侧腹股沟未触及肿大淋巴结。

【MRI 平扫和增强诊断印象】

右大腿根部内侧肌群旁皮下软组织内见大小约5.4cm×3.4cm×5.5cm信号影，T1WI呈高信号，T2WI呈稍高信号，抑脂 T1 呈低信号，增强可见边缘强化，外下部分结节状强化，约1.5cm，邻近肌群未见明显异常信号影（图4-22）。

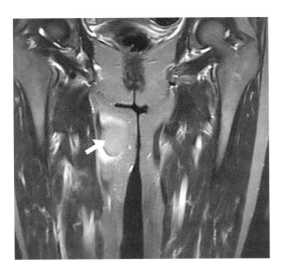
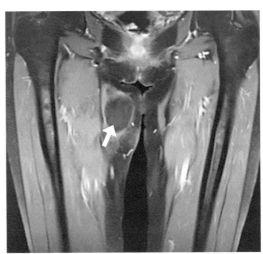
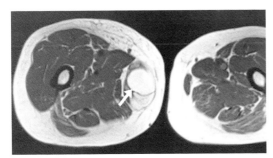
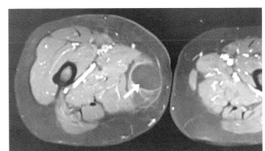

图4-22　双侧大腿 MRI

【诊断结论】

右大腿根部皮下内侧肌群旁脂肪类肿瘤，结节状强化灶。

【病理诊断】

（右大腿）高分化脂肪肉瘤。

【说明】

脂肪肉瘤（LPS）是第二常见的软组织恶性肿瘤，其发病率约为20%，仅次于多形性未分化肉瘤。2013年世界卫生组织发布的骨与软组织分类标准修订版本中，根据临床病理和分子特征将LPS分为高分化、去分化、黏液、圆细胞和多形性脂肪肉瘤等亚型。

高分化型脂肪肉瘤占所有脂肪肉瘤的30%，类似脂肪瘤，肿瘤内的脂肪组织经常占肿瘤体积的75%以上。该肿瘤恶性程度较低，预后较好，几乎从不转移，但有局部复发和发生去分化的倾向。该肿瘤常位于腹膜后和四肢深部，肿瘤巨大，位于腹膜后者形态可不规则，位于四肢者常沿肢体的长轴发展，边界清楚。在CT上，表现为以脂肪密度为主的巨大肿块，中间伴有纤维间隔，部分病例瘤灶内可见少许实性部分，由于肿瘤血供多不丰富，增强后仅见间隔或实性部分轻微强化。在MRI上，T1WI和T2WI均呈高信号，应用脂肪抑制技术之后信号明显下降，与皮下脂肪的信号相似；除脂肪结构外，该肿瘤常含有较厚的或呈结节状的纤维分隔和局灶性的其他非脂肪结构，与肌肉信号相比，前者在T1WI和T2WI均呈低信号，后者在T1WI呈低或等信号，在T2WI呈高信号，应用脂肪抑制技术后可以清楚地显示这些结构，增强扫描后可以出现轻微强化。

高分化型和黏液型脂肪肉瘤预后较好，虽易局部复发，但很少转移，即使转移也发生较迟。

病例23：左大腿脂肪肉瘤

【简要病史】

男，37岁，患者于2年前无意中发现左大腿肿块，因不影响活动和工作，一直未予治疗。肿块逐渐增大，近来影响左下肢活动。1周前在外院行左大腿肿物活检术，冰冻初步诊断为恶性肿瘤。

查体：左大腿内侧可见皮肤局部隆起，按压有疼痛感，表面一带缝线切口，皮下触及约20cm×10cm肿块，边界不清，右下肢活动受限。

【MRI 平扫和增强诊断印象】

左侧大腿中下段后部软组织内可见不规则团块状软组织信号肿块影，大小约9.2cm×12.1cm×17.8cm，T1WI 呈低信号内条片状稍高信号，T2WI 呈不均匀高信号影，脂相上肿块边缘可见少量脂肪信号影，增强后可见不均匀明显强化，与周围软组织分解欠清晰（图4－23）。

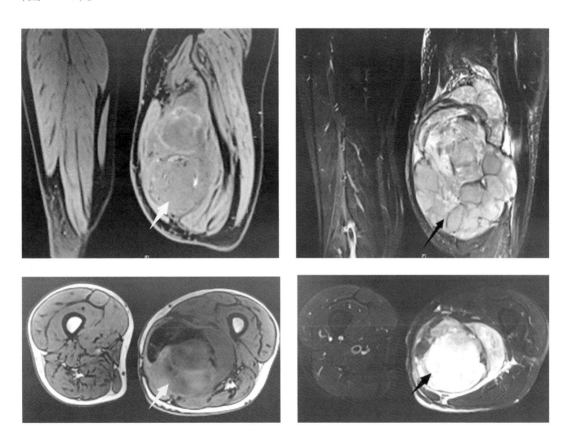

图4－23 双侧大腿 MRI

【诊断结论】

左侧大腿中下段后部软组织肿块，考虑脂肪肉瘤伴出血可能大。

【诊断结论】

左大腿黏液样脂肪肉瘤。

【说明】

脂肪肉瘤（liposarcoma，LPS）是软组织恶性肿瘤中最常见的一种，其发病率约为

20% 。脂肪肉瘤远较脂肪瘤少见，两者的比例为1:120。脂肪肉瘤为典型的成人疾病，大部分患者在40～60岁发病，平均年龄50岁左右。脂肪肉瘤在全身各部位均可发生，其中42%的病变位于躯干和腹膜后，41%位于下肢，11%位于上肢。2013年世界卫生组织发布的骨与软组织分类标准修订版中，根据临床病理和分子特征将LPS分为高分化、去分化、黏液、圆细胞和多形性脂肪肉瘤等亚型。黏液性脂肪肉瘤是最为常见的脂肪肉瘤，占脂肪肉瘤的30%～55%，好发于大腿，分化相对较好，预后较佳。

在MRI上，黏液性脂肪肉瘤经常发生于肌肉内，体积较大，边界清楚，可以推压或部分包绕周围的神经血管束，邻近骨骼者可以围绕骨骼生长，但一般不会破坏骨质。结构常欠均匀，病变内的黏液性区域通常占其体积的20%以上，甚至全部病变都呈黏液性，该区域在T1WI呈低至等信号，在T2WI呈高信号，可以被低信号的纤维间隔分隔成多小叶状。因有丰富的血管网，增强扫描后常有显著的网状强化。

参考文献

[1] Granville L, Laga A C, Allen T C, et al. Review and update of uncommon primary pleural tumors: a practical approach to diagnosis [J]. Arch Pathol Lab Med, 2005, 129 (11): 1428 – 1443.

[2] Baker WM. On the formation of synovial cysts in the leg in connection with disease of the knee – joint [J]. Clin Orthop Relat Res, 1994, (299): 2 – 10.

[3] Miller TT, Staron RB, Koenigsberg T, et al. MR imaging of Baker cysts: association with internal derangement, effusion, and degenerative arthropathy [J]. Radiology, 1996, 201 (1): 247 – 250.

[4] Labropoulos N, Shifrin D A, Paxinos O. New insights into the development of popliteal cysts [J]. British Journal of Surgery, 2004, 91 (10): 1313 – 1318.

[5] Peiper M, Zurakowski D, Knoefel WT, et al. Malignant fibrous histiocytoma of the extremities and trunk: An institutional review [J]. Surgery, 2004, 135 (1): 59 – 66.

[6] Yoo HJ, Hong SH, Kang Y, et al. MR imaging of myxofibrosarcoma and undifferentiated sarcoma with emphasis on tail sign: diagnostic and prognostic value [J]. Eur Radiol, 2014, 24 (8): 1749 – 1757.

[7] Morrison BA. Soft tissue sarcomas of the extremities [J]. Proc (Bayl Univ Med Cent), 2003, 16 (3): 285 – 290.

[8] Toro JR, Travis LB, Wu HJ, et al. Incidence patterns of soft tissue sarcomas, regardless of primary site, in the surveil lance, epidemiology and end results program, 1978 – 2001: an analysis of 26, 758 cases [J]. Int J Cancer, 2006, 119 (12): 2922 – 2930.

[9] Matushansky I, Charytonowicz E, Mills J, et al. MFH classification: differentiating undifferentiated pleomorphic sarcoma in the 21st century [J]. Expert Rev Anticancer Ther, 2009, 9 (8): 1135 – 1144.

［10］ Fletcher CDM, Unni KK, Mertens F. Pathology and genetics of tumours of soft tissue and bone［M］. Lyon: International Agency for Research on Cancer Press, 2002.

［11］ Al – Agha OM, Igbokwe AA. Malignant fibrous histiocytoma: between the past and the present［J］. Arch Pathol Lab Med, 2008, 132（6）: 1030 – 1035.

［12］ Zhao F, Ahlaw at S, Farahani S, et al. Can MR imaging be used to predict tumor grade in soft – tissue sarcoma?［J］. Radiology, 2014, 72（1）: 192 – 201.

［13］ Toshiyuki Ozawa, Masao Fujiwara, Kensuke Nose, et al. Clear – cell hidradenoma of the forearm in a young boy［J］. Pediatric Dermatol, 2005, 22（5）: 450 – 452.

［14］ Palmerini E, Staals EL, Alberghini M, et al. Synovial sarcoma: retrospective analysis of 250 patients treated at a single institution［J］. Cancer, 2009, 115（13）: 2988 – 2998.

［15］ Thway K, Fisher C. Synovial sarcoma: defining features and diagnostic evolution［J］. Ann Diagn Pathol, 2014, 18（6）: 369 – 380.

［16］ Escobar C, Munker R, Thomas JO, et al. Update on desmoid tumors［J］. Ann Oncol, 2011, 23（3）: 562 – 569.

［17］ Khanna M, Ramanathan S, Kambal AS, et al. Multiparametric（mp）MRI for the diagnosis of abdominal wall desmoid tumors. Eur J Radiol, 2017,（92）: 103 – 110.

［18］ Albert P, Patel J, Badawy K, et al. Peripheral nerve schwannoma: a review of varying clinical presentations and imaging findings［J］. J Foot Ankle Surg, 2017, 56（3）: 632 – 637.

［19］ Bancroft LW, Kransdorf MJ, Menke DM, et al. Intramuscular myxoma: characteristic MR imaging features. AJR, 2002, 178（5）: 1255 – 1259.

［20］ Murphey MD, Mcrae GA, Fanburgsmith JC, et al. Imaging of soft – tissue myxoma with emphasis on CT and MR and comparison of radiologic and pathologic findings.［J］. Radiology, 2002, 225（1）: 215 – 224.

［21］ Jo VY, Christopher D, Fletcher M. WHO classification of soft tissue tumours: an update based on the 2013（4th）edition［J］. Pathology, 2014, 46（2）: 95 – 104.

［22］ Dodd LG. Update on Liposarcoma: A review for cytopathologists［J］. Diagn Cytopathol, 2012, 40（12）: 1122 – 1131.

［23］ El Ouni F, Jemnia H, Trabelsi A, et al. Liposarcoma of the extremities: MR imaging features and their correlation with pathologic data［J］. Orthop Traumatol Surg Res, 2010, 96（8）: 876 – 883.

［24］ Wortman JR, Tirumani SH, Jagannathan JP, et al. Primary extremity liposarcoma: MRI features, histopathology, and clinical outcomes［J］. J Compu Assist Tomogr, 2016, 40（5）: 791 – 793.

［25］ EIOF, Jemni H, Trabelsi A, et al. Liposarcoma of the extremities: MR imaging features and their correlation with pathologic data［J］. Orthop Traumatol Surg Res, 2010, 96（8）: 876 – 883.

［26］ Doyle LA. Sarcoma classification: An update based on the 2013 World Health Organization Classification of Tumors of Soft Tissue and Bone［J］. Cancer, 2014, 120（12）: 1763 – 1774.

［27］ Rosenberg AE. WHO Classification of Soft Tissue and Bone, fourth edition: summary and commentary

［J］. Curr Opin Oncol, 2013, 25（5）: 571 –573.

［28］Fletcher CDM, Bridge JA, Hogendoom PCW, et al. WHO classification of tumors of soft tissue and bone ［M］. 4th ed. Lyon: IARC, 2013, 93 –94.

［29］Kikuta K, Kubota D, Yoshida A, et al. An analysis of factors related to the tail – like pattern of myxofibrosarcoma seen on MRI ［J］. Skeletal Radiol, 2015, 44（1）: 55 –62.

第 5 章 躯干肿瘤

病例 1：腹壁未分化多形性肉瘤

【简要病史】

男，73 岁，患者 4 年前无意中发现右腹部鹌鹑蛋大小肿块，无明显不适，未予以治疗。肿块逐渐增大，2 年前在我科行右腹直肌内肿块切除术，术后病理示：（右腹直肌内）多形性肉瘤。2 个月前再次发现下腹部肿块。

查体：下腹部可扪及皮下肿块，最大者约 4cm×5cm 大小，突出于皮肤，质硬，活动度差，与周围界限不清。

【MRI 平扫和增强诊断印象】

下腹壁腹直肌内见多发团块状异常信号影，边缘清晰，呈 T1WI 等信号、T2WI 高信号影，增强后病灶呈均匀轻度强化，大者约 4.3cm×5.1cm。所示肠腔形态正常，右肾见囊性信号影，境界清晰（图 5－1）。

【诊断结论】

前下腹壁软组织占位，考虑间叶组织来源低度恶性肿瘤可能。

【病理诊断】

（右腹直肌）高级别未分化多形性肉瘤。

【说明】

软组织肉瘤（soft tissue sarcoma，STS）是一组起源于间叶组织的异质性肿瘤，占成人恶性肿瘤的 1% 左右，其中 50%～60% 发生于四肢。未分化多形性肉瘤（undifferentiated pleomorphic sarcoma，UPS）是 STS 最常见的一种类型，之前被命名为恶性纤维组织细胞

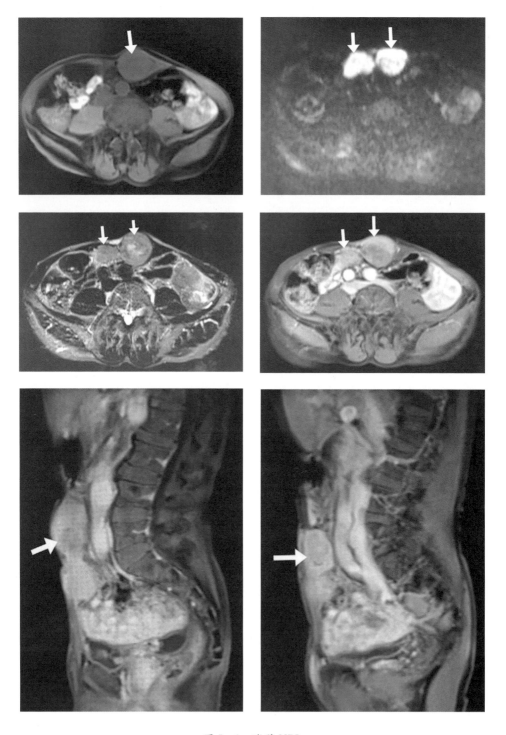

图 5 - 1　腹壁 MRI

瘤（malignant fibrous histiocytoma，MFH）。MFH 于 1964 年被 O'Brien 和 Stout 发现并提出，其组织学来源及分化方向仍不明确。MFH/UPS 好发于四肢、躯干、头颈部和腹膜后间隙，位置较深，肿瘤级别高，恶性程度高，术后易复发。UPS 缺乏具体的分化方向，其诊断属于排除性诊断。UPS 患者的 5 年生存率较低，一般为 30%～50%。

MRI 在软组织肿瘤定位、肿瘤成分、血供情况及边缘侵袭评估方面有很大优势。UPS 多呈偏心性梭形增大，推压邻近组织形成低信号纤维假包膜，成为阻碍肿瘤浸润的屏障，而当肿瘤细胞破坏假包膜侵犯邻近组织，引起周围组织水肿、炎性细胞浸润及新生血管增生等改变，术后复发率高达 60% 左右，瘤周组织 T2WI 表现为高信号，并呈现不均匀强化，即瘤周反应区。瘤周组织的侵犯与肿瘤恶性程度相关。

病例 2：后腹壁神经鞘瘤

【简要病史】

男，51 岁，患者因半个月前体检 PET‑CT 示"右后腹壁类圆形低密度影"入院。

查体：后腹壁可扪及一个大小约 3cm×2cm 肿块，未突出皮肤表面，质软，界限不清，位置较深，活动度一般，无压痛，未触及搏动及震颤，听诊未闻及杂音。

【MRI 平扫和增强诊断印象】

右侧腹后壁见结节状影，向腹腔内生长，直径约 2.5cm，边界清，T1WI 呈低信号，T2WI 呈明显高信号影，增强后明显强化，似与血管相通，其右侧腹后壁皮下见多发小结节状强化影（图 5‑2）。

【诊断结论】

右腹后壁肌层下腹膜后占位及右腹后壁皮下多发强化小结节。

【病理诊断】

（后腹壁）神经鞘瘤。

【说明】

神经鞘瘤是比较常见的软组织肿瘤，约占所有良性软组织肿瘤的 5%。该肿瘤起源于神经鞘膜细胞，好发于较大的神经干，全身各处均可发生，位于下肢者最多，其他依次为上肢、颈部、躯干、面颊、口腔、后纵隔以及腹膜后等。神经鞘瘤可见于任何年龄，20～

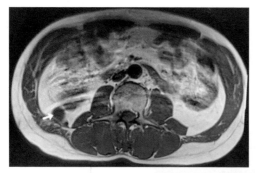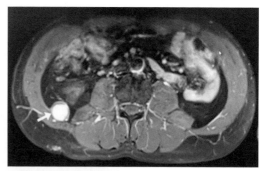

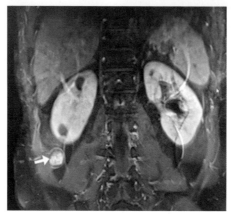

图 5 - 2　后腹壁 MRI

40 岁的青壮年多见，男性与女性无显著差别。多数肿瘤为单个结节，生长缓慢，病程较长，临床症状与其部位有关。

　　肿瘤在 T1WI 呈较低信号，接近肌肉的信号，T2WI 呈高信号，少部分肿瘤的纤维组织较多，病变在 T1WI 和 T2WI 均呈较低信号。较大的肿瘤有不同程度的继发性改变，MRI 信号很少均匀一致，其中坏死和囊变在 T1WI 常呈低信号，在 T2WI 呈显著的高信号。黏液变性区域含有大量的黏性蛋白，在 T1WI 可以呈略低信号、等信号甚至略高信号，在 T2WI 则呈明显的高信号；肿瘤大部分区域坏死、囊变或黏液变性者比较少见，严重者可以类似囊性病变。肿瘤内出血也相对常见，其信号与出血的时间有关，若为亚急性期出血，在 T1WI、T2WI 和脂肪抑制序列上均呈高信号。

病例3：腰部血管肉瘤

【简要病史】

女，55岁，患者因半年前发现左侧腹壁一肿块，无不适，未予重视，近3个月来发现肿块逐渐长大。

查体：左侧腹壁可扪及一肿块，大小约5cm×6cm，肿块表面皮肤颜色为紫色，质中，边界清，活动度可，无压痛，可触及搏动和震颤，听诊未闻及杂音。

【MRI平扫和增强诊断印象】

左腰部皮下见类圆形T1WI、T2WI混杂高信号影，大小约5.6cm×4.6cm，增强后明显不均匀斑片状渐进性强化，腹膜后未见明显肿大淋巴结，冠状位示子宫多发结节样强化灶（图5-3）。

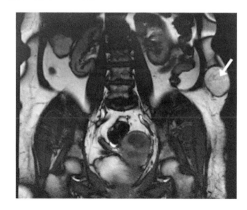
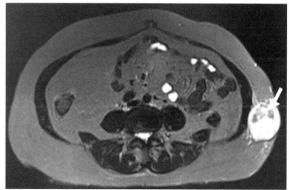
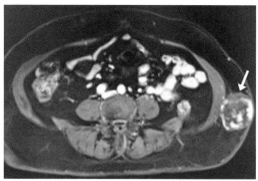
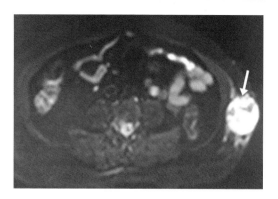

图5-3　胸腰段MRI

【诊断结论】

左腰部皮下富血供占位，血管源性肿瘤可能。

【病理诊断】

（腹壁）血管肉瘤。

【说明】

血管肉瘤是起源于血管或淋巴管内皮细胞的高度恶性软组织肿瘤，占软组织肿瘤的 1%～2%。血管肉瘤可发生于全身任何部位，头部和颈部最常见；好发于老年男性，约占 60%；预后很差，5 年生存率为 10%～20%。多种诱因可能在其中发挥作用，如外伤、放疗、慢性淋巴管水肿、光照等。手术为主要治疗方法，化疗对于已有转移的患者有效且非常必要。无论采取怎样的治疗，血管肉瘤的局部复发和远处转移的风险仍然很高，而早期发现早期手术可能降低发病率和死亡率。血管肉瘤罕见，而躯干血管肉瘤更为罕见。

血管肉瘤临床表现多种多样，大体可分为结节型、弥漫型和溃疡型。表浅病变初起时像是碰伤后的青肿、瘀点或瘀斑，界限不清，之后增大较迅速，高出于皮肤表面，紫红色，偶尔有溃疡形成，有时病灶周围形成小的卫星结节。低分化者表现为多灶性及广泛局部浸润，病灶呈局灶性颜色发红、变深，生长迅速，易出血，可形成深底溃疡。

MRI 特征一般为 T1WI 呈不均匀或等信号，而 T2WI 呈高信号。本例 T1WI 呈混杂高信号影，稍低于脂肪信号。

病例 4：腹壁黏液纤维肉瘤

【简要病史】

男，56 岁，患者 2 周前无意中发现右上腹肿块，无明显不适。

查体：右上腹部可及一约 5cm×3cm 大小肿块，无搏动感，质韧，边界清，活动度差，无压痛，腹肌紧张后包块界限更清晰。

【CT 平扫诊断印象】

右侧腹内外斜肌间见 4.3cm×2.7cm 肿块，边界清，密度均匀。余未见明显异常（图 5－4）。

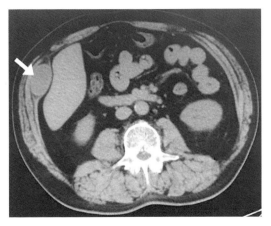 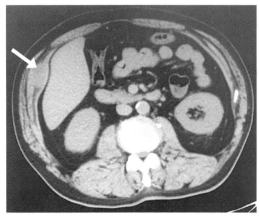

图 5 - 4 腹壁 CT

【诊断结论】

右侧腹内外斜肌间良性占位，纤维瘤可能？

【病理诊断】

（右上腹壁）低度恶性黏液纤维肉瘤。

【说明】

黏液纤维肉瘤（myxofibrosarcoma，MFS）是一种少见的恶性纤维源性软组织肿瘤，约占所有恶性肿瘤的 5%。MFS 多见于 60～80 岁的老年人。常见部位为四肢和躯干，多位于浅筋膜下，深部肌组织或肌间隙较为少见。肿瘤多表现为无痛性肿块，瘤体较大并侵及邻近组织时可有疼痛及功能障碍。MFS 治疗以扩大根治手术为主，术后复发率较高，且易转化为高度恶性肿瘤。MFS 为纤维源性软组织肉瘤，起初称为黏液性恶性纤维组织细胞瘤，2002 年 WHO 对 MFS 的术语及分类方法进行了重新评估，改名为黏液纤维肉瘤，2013 年 WHO 软组织新分类将其归入恶性纤维母细胞性/肌纤维母细胞性肿瘤。肿瘤内见细胞密集区及黏液基质区，结合细胞异型性，MFS 分为低度、中度、高度恶性。低度恶性 MFS，肿瘤细胞较少，而黏液基质区丰富；高度恶性 MFS，肿瘤密集区丰富，黏液基质区较少，有坏死、囊变及出血改变，肿瘤异型性明显。

MFS 的 CT 影像特征表现为 CT 平扫呈等或稍低密度，MFS 瘤内信号混杂，与瘤内病理成分多样有关；肿瘤实质细胞排列密集，CT 平扫呈等密度。

病例 5：腹壁子宫内膜异位

【简要病史】

女，37岁，患者3年前无意中发现右下腹一肿块，随生理期出现胀痛，按之有压痛。

查体：右下腹可扪及大小约3cm×2cm肿块，质硬，边界清，活动度可，有压痛。

【CT平扫和增强诊断印象】

子宫显示尚可，左侧附件区见大小约4.9cm×3.1cm低密度灶，增强扫描未见明显强化。右下腹壁见结节影，直径约1.4cm，与腹直肌关系密切，边缘模糊，增强扫描呈中度强化（图5-5）。

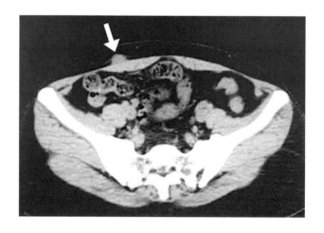

图5-5 腹壁CT

【诊断结论】

右侧腹壁软组织结节，考虑良性可能大。

【病理诊断】

（右下腹）子宫内膜异位。

【说明】

子宫内膜异位症（endometriosis，EMs）是育龄妇女常见病、多发病，是导致慢性盆腔痛最常见的病因。其定义为子宫内膜的腺体和基质组织异位到子宫以外生长，其病因尚未明确。病灶分布十分广泛，除了较为常见的卵巢异位内膜囊肿外，还可累及腹膜、盆腔深部、腹壁、肠管甚至肺及脑内等各处。影像学手段可对病灶提供全面、客观的评估，在 EMs 的诊断、评估、手术计划及病情监测方面提供了重要的价值。由于本患者体内有金属，未能行 MRI 检查。CT 检查显示手术切口及周边是病灶主要分布位置，常规平扫可见软组织密度灶，增强后出现强化。

病例 6：腹壁子宫内膜异位

【简要病史】

女，28 岁，患者于 3 年前发现左下腹一肿块，每次月经时肿块稍增大，月经结束后出现疼痛约 1 周，至多家医院就诊，因无明显不适，未予处理。近来肿块增大明显。B 超示：腹壁剖宫产切口处皮下不均匀回声。查体：左下腹壁触及一肿块，质硬、边界清楚，有压痛，表面皮肤未见异常。

【CT 平扫和增强诊断印象】

左下腹见大小约 2.4cm ×2.8cm 结节，密度稍高，增强后均匀强化；膀胱充盈佳，壁无明显增厚，内未见明显异常密度灶。子宫体形态、结构正常，内见节育环，宫颈饱满，右侧附件区见囊状无强化灶。直肠形态、结构正常，未见明显异常密度灶。盆壁未见肿大淋巴结，盆腔内见少量积液（图 5 - 6）。

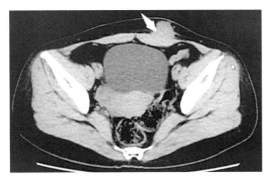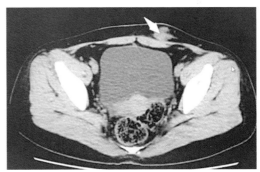

图 5 - 6　腹壁 CT

【诊断结论】

右下腹壁结节，结合病史考虑子宫内膜异位；

右侧附件区生理性囊肿；

盆腔少量积液。

【病理诊断】

（腹壁）子宫内膜异位。

【说明】

子宫内膜异位症是育龄妇女常见病、多发病，是导致慢性盆腔痛最常见的病因。由于本患者体内有金属，未能行 MRI 检查。CT 检查显示手术切口是病灶主要分布位置，常规平扫可见软组织密度灶。

 # 病例7：腹壁表皮样囊肿

【简要病史】

男，40 岁，患者于 1 年前无意中扪及右下腹壁肿块，无明显不适，近来肿块增大明显。查体：右下腹触及大小约 7cm×6cm 肿块，质软，边界清，无压痛，表面皮肤未见明显异常。B 超提示右下腹混合回声团。

【MRI 平扫和增强诊断印象】

右侧下腹壁皮下脂肪层近腹股沟区见 T1WI 等信号、T2WI 混杂高信号影，大小约 6.6cm×5.3cm，T2 抑脂呈高信号，弥散受限呈高信号，边界清晰，增强后边缘轻度强化（图5-7）。

【诊断结论】

右侧下腹壁皮下脂肪层近腹股沟区良性占位。

【病理诊断】

（右下腹壁）表皮样囊肿。

【说明】

表皮样囊肿（epidermoid cyst）是一种少见的良性病变，可发生于任何年龄，男性青年好发。表皮样囊肿可发生于皮肤的任何部位，但以头面部和躯干更为常见。肿块生长缓慢，呈圆形或椭圆形，临床及影像学上常误诊为皮脂腺囊肿、皮样囊肿、异物肉芽肿和感染等。MRI 表现为 T1WI 均匀低信号或稍高信号，边界清晰，T2WI 均表现为高信号，内

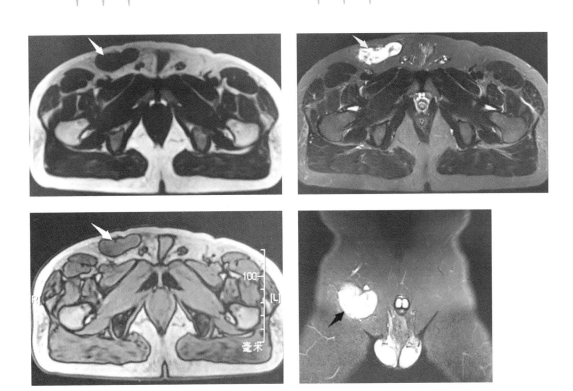

图 5 - 7 腹壁 MRI

部信号不均，DWI 呈稍高及高信号。体部表皮样囊肿的治疗主要是手术彻底摘除囊肿，否则易复发。

 病例8：肩部未分化多形性肉瘤

【简要病史】

男，44 岁，患者 10 多年前发现左肩部一颗粒样肿物，无红肿疼痛，未予重视。数月前因外伤导致肿物增大，遂于 1 个月前在当地医院行肿物部分切除术，术后肿物迅速增大，于当地医院再次行扩大切除术，术后肿物再次增大并出现破溃。

查体：左肩部背侧见一肿物突出皮肤表面，约 10cm ×7cm 大小，表面有血痂，按之有脓性分泌物溢出，无波动感，皮肤泛红，位置固定，边缘尚清。

【MRI 平扫和增强诊断印象】

左肩部皮下脂肪层见一 T1WI 等信号、T2WI 高信号影，内部信号欠均匀，皮肤破溃，与邻近肌肉边缘较清晰，大小约 6.4cm ×9.2cm，增强扫描明显强化。左侧腋窝见稍大淋巴结。左肩背部可见结节状 T1WI 低信号、T2WI 高信号影，增强显著强化（图 5 -8）。

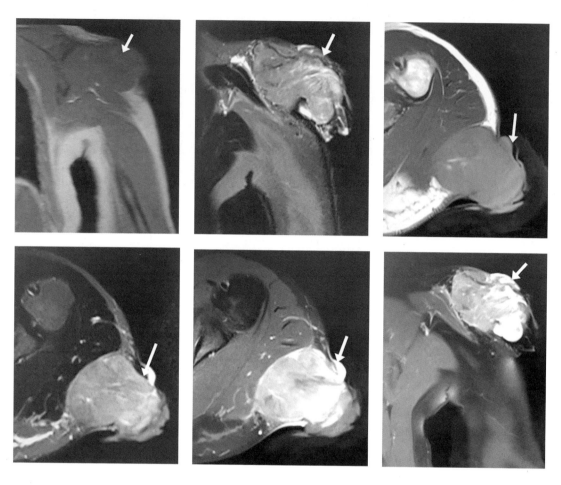

图 5 -8　左肩部 MRI

【诊断结论】

左肩部皮下肉瘤可能，左肩背部皮肤卫星灶。

【病理诊断】

（左肩部）未分化高级别多形性肉瘤。

【说明】

软组织肉瘤是一组起源于间叶组织的异质性肿瘤，占成人恶性肿瘤的 1% 左右，其中50% ~60% 发生于四肢。最常见的一种类型是未分化多形性肉瘤（undifferentiated pleomorphic sarcoma，UPS），之前曾被命名为恶性纤维组织细胞瘤（malignant fibrous histiocytoma，MFH）。UPS 好发于四肢、躯干、头颈部和腹膜后间隙，位置较深，肿瘤级别高，恶性程度高，术后易复发。UPS 缺乏具体的分化方向，其诊断属于排除性诊断，排除掉具有明确分化方向的类 UPS。UPS 患者的 5 年生存率较低，一般为 30% ～50%。

2002 年，世界卫生组织（WHO）重新定义 MFH，包括 3 种组织学亚型：多形性 MFH，又称高级别 UPS；巨细胞性 MFH，又称 UPS 伴巨细胞；炎性 MFH，又称 UPS 伴明显炎症。2013 年，WHO 删除了 MFH，代之以 UPS，多指具有梭形细胞、多形性镜下表现、类圆形细胞及类上皮细胞形态学表现的肉瘤。UPS 的最终诊断主要是基于组织病理形态学分析，同时借助免疫组化以及分子诊断技术加以确诊。

MRI 表现为 T1WI 多呈等或低信号，其中坏死囊变区域信号更低，而出血区呈高信号；T2WI 上肿瘤呈混杂高信号，其中肿瘤实质成分呈稍高信号，成熟纤维成分或陈旧性出血含铁血红素沉积呈低信号，而坏死囊变区呈明显高信号；增强扫描时肿瘤实质成分呈明显强化，提示肿瘤血供丰富，坏死、囊变区未见明显强化。

一般认为，肿瘤直径 > 5cm 可显著增加远处转移风险，且易局部复发；肿瘤周围的纤维假包膜是阻碍肿瘤浸润的屏障，而当肿瘤细胞破坏假包膜侵犯邻近组织，引起水肿、炎性细胞浸润及新生血管增生时，复发率高达 50% 以上，是导致外科手术局部复发的主要因素。根据术前 MRI 评估，制订规范的手术切缘，对于预防术后复发有重要作用。

病例 9：肩背部脂肪瘤

【简要病史】

男，72 岁，患者 1 年前无意中发现左肩背部肿块，逐渐增大，局部酸胀感。

查体：左肩背部皮下可触及大小约 8cm ×8cm 肿块，质软，无压痛，表面皮肤未见异常。

【MRI 平扫和增强诊断印象】

左肱骨冈下肌及肱二头肌后方可见一 9.5cm ×4.3cm ×10.7cm 类椭圆形异常信号影，T1WI、T2WI 呈高信号，脂肪抑制序列上为低信号，增强病灶无强化。余未见明显异常（图 5 -9）。

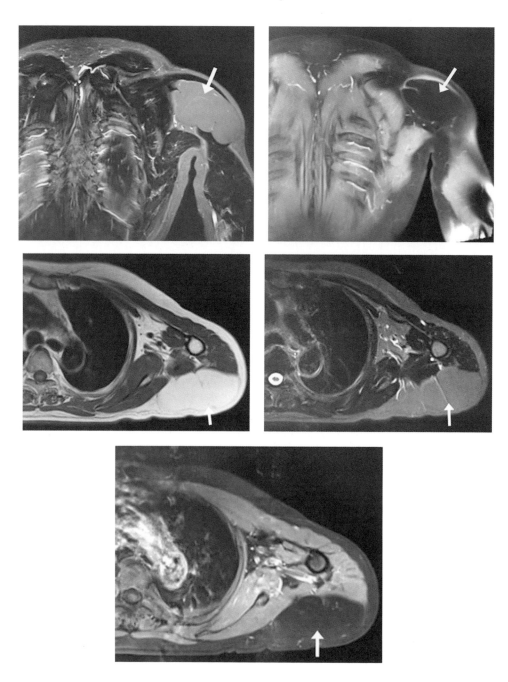

图 5-9　左肩部 MRI

【诊断结论】

左肩背部脂肪瘤。

【病理诊断】

（左肩背部）脂肪瘤。

【说明】

脂肪瘤是一种成熟脂肪细胞的良性肿瘤，是间胚叶肿瘤中最常见的一种，可发生于任何年龄。好发生于体表皮下脂肪组织，前臂、大腿、腰背部多见。脂肪瘤一般为单发，常无明显生长或生长非常缓慢，质地柔软，显著压迫周围结构者可有相应的表现。

大多数 MRI 显示脂肪瘤 T1WI、T2WI 均呈高信号，T2WI 脂肪抑制序列呈低信号，脂肪组织间有纤维分隔。

病例10：未分化多形性肉瘤

【简要病史】

女，55 岁，患者 6 年前发现右髂部肿块于我科行肿块切除加皮瓣转移修复术，术后病理示：右髂部倾向于纤维组织细胞源性肿瘤。术后右髂部反复出现包块，多次行手术切除，最近一次手术为 3 个多月前，术后 1 个月即发现全身多处肿块，伴明显疼痛感。

查体：右髂部见约 30cm×15cm 拉网植皮瘢痕和长约 15cm 切口瘢痕，植皮瘢痕区未触及明显肿块，周围可触及 1 枚肿块，大小约 1cm×2cm。左腰背部可见局部红肿，肿块大小约 2cm×3cm，质韧，界限不清晰，压痛明显，皮温较高。右上臂可触及一枚疼痛包块，质韧。左前臂、左大腿及左腹股沟见手术瘢痕。

【MRI 平扫和增强诊断印象】

右髂部多形性肉瘤术后，术区局部脂肪组织缺损呈术后改变，右腰部术区肌肉间及双侧腰背部皮下见多发大小不等结节状稍短 T1、稍长 T2 信号影，较大的约 2.2cm×2.2cm。增强后明显不均匀强化，右侧病灶周围可见少许条状影向相邻肌层浸润，邻近骨质未见明显破坏，余所示腹壁未见明显异常信号影及异常强化灶。腹膜后未见明显肿大淋巴结（图 5-10）。

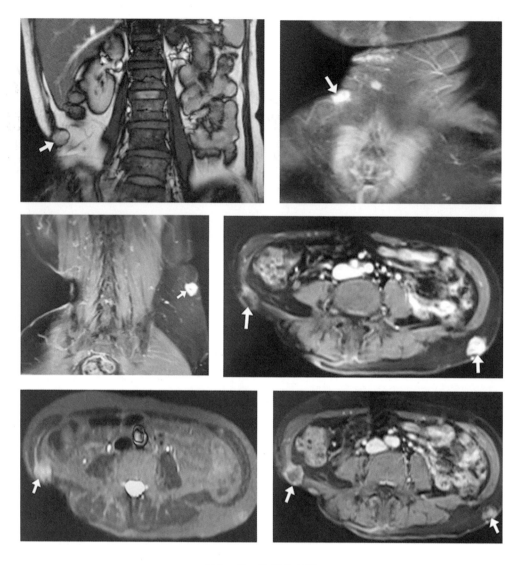

图 5 - 10　髂腰部 MRI

【诊断结论】

右髂部多形性肉瘤术后，术区及双侧腰背部复发结节。

【病理诊断】

（躯干）未分化多形性肉瘤术后复发。

【说明】

未分化多形性肉瘤（UPS）是中老年人较常见的软组织恶性肿瘤，好发于四肢深部，以下肢多见，其次为后腹膜区、臀部、躯干。发病高峰年龄 50～70 岁，男多于女。

MRI 能较好地显示病变部位、范围、边界、内部成分以及与周围组织的关系。根据肿瘤内部成分不同，MRI 信号强度不一，在 T1WI 上主要呈低或等信号，少数呈稍高信号，T2WI 上主要呈高信号或混杂信号。

UPS 具有高度的侵袭性，预后较差。Peiper 等对 97 例确诊为 UPS 的患者进行研究分析，结果表明，平均 13 个月局部复发率高达 31%，远处转移复发率约为 30%，平均生存时间约为 84 个月，5 年生存率约为 70%。研究表明，肿瘤大小、肿瘤浸润深度以及淋巴结阳性与否均是 UPS 患者无病生存的重要影响因素。Canter 等也认为，UPS 患者的 5 年生存率往往较低，一般为 30%～50%。Lehnhardt 等对 140 例发生于四肢的 UPS 进行分析，发现其 5 年总生存率为 72%，中位随访时间为 52 个月，发现原发肿瘤与复发肿瘤的预后差别较大，5 年生存率分别为 84% 和 62%。UPS 患者的总生存率和孤立原位复发与是否原发、手术切缘是否干净、肿瘤大小关系密切，而与肿瘤部位、辅助放化疗以及肿瘤深度无明显关系。

病例 11：背部弹力纤维瘤

【简要病史】

女性，42 岁，2 个月前洗澡时发现背部鸭蛋大小肿块，近来增大明显，外院就诊行 B 超检查提示：右侧肩背部肌肉内实性肿块。

查体：右侧肩背部可触及一皮下肿块，大小约 6cm ×3cm，质韧，活动度一般，表面皮肤无异常。

【MRI 平扫和增强诊断印象】

右侧肩胛骨内下方见条形 T1WI 等信号、T2WI 混杂信号影，大小约 6.4cm ×2.4cm，弥散未见明显受限，增强后动脉期边缘轻度强化，延迟期强化较动脉期明显。余扫及胸背部未见明显异常信号影及强化灶（图 5 -11）。

【诊断结论】

右侧肩胛骨内下方软组织肿瘤，考虑韧带样纤维瘤或弹力纤维瘤可能。

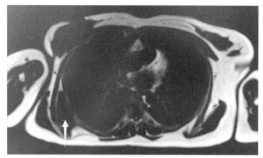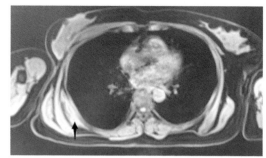

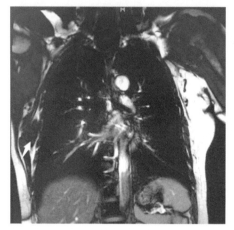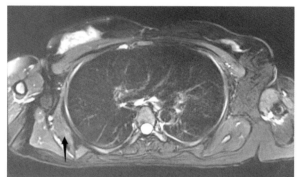

图 5 - 11　胸壁 MRI

【病理诊断】

右背部弹力纤维瘤。

【说明】

背部弹力纤维瘤（elastofibroma dorsi，EFD）是一种发生在背部肩胛下角区的良性肿瘤。2013 版 WHO 软组织肿瘤分类中将 EFD 定义为良性的纤维母细胞/肌纤维母细胞肿瘤。临床多见于中老年女性，典型表现为肩胛下角区域出现无痛性圆形或椭圆形肿物，肩关节处于前屈和内收位置时肿块可更加明显。大体病理多呈扁椭圆形或丘状，无明显包膜，与周围组织分界不清，剖面呈灰白与淡黄相间。EFD 的主要组织学成分为胶原纤维和弹力纤维。

　　EFD 在影像上主要有以下特点：①病变发生部位是位于背部肩胛骨内侧、前锯肌后方、菱形肌前方、肋骨及肋间肌外侧的脂肪间隙内。②病变形态常呈扁椭圆形或丘状，宽基底紧邻肋骨及肋间肌，形态与邻近的肌肉块相似。③病灶边缘未见明显包膜，分界不清，邻近结构受压移位，一般不侵犯周围组织。④比较具有特征性的是在 CT 上其内可见沿病灶长轴分布的条索样脂肪密度间隔，与胸壁平行，使肿瘤呈层状改变。在 MRI 上，因其主要成分为纤维组织，其在 T1WI 及 T2WI 上主要呈低或等信号，其间夹杂的脂肪组织在 T1WI 上呈高信号，T2WI 上呈中高信号，脂肪抑制 T2WI 上脂肪信号被抑制为低信号。

常见的临床症状、典型的病变位置以及影像学表现，在软组织肿瘤中，EFD 是可不依赖病理学检查即能作出正确诊断的病变。手术切除治疗效果良好，临床报道中复发少见，未见恶变及远处转移报道。

病例 12：胸壁血肿

【简要病史】

男性，41 岁，2 个月前无意中发现背部出现一肿块，逐渐增大，伴局部不适。

查体：右肩背部可见一约 15cm ×10cm 大小皮下肿块，质地中等，活动度差，表面皮肤无异常。B 超提示右肩胛骨下方肌间隙内巨大囊性肿块。

【MRI 平扫和增强诊断印象】

右侧背部偏外侧肌层深部见团块状异常信号灶，大小约 4.9cm ×11cm ×13cm，边界清楚，呈 T1WI 高信号、T2WI 不均匀高信号，内可见多发分层样改变，增强后未见明显强化。余胸壁软组织未见明显异常（图 5 -12）。

【诊断结论】

右侧背部偏外侧肌层深部血肿可能大，结合临床。

【病理诊断】

（右胸壁）血肿。

【说明】

皮下血肿是指血管中的血液由异常原因而渗出血管外积聚在组织中形成的肿块，多数有不同程度外伤史，少数为肿瘤患者及易出血体质患者。血肿位于肌内或皮下，急性或亚急性者局部有瘀斑，压痛明显，血肿信号表现与其他部位基本一致，结合病史，一般诊断

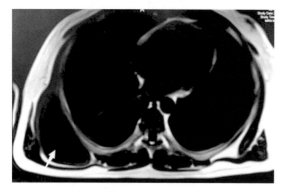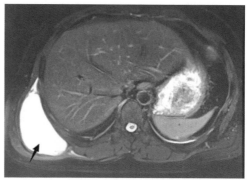

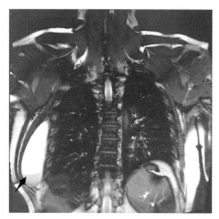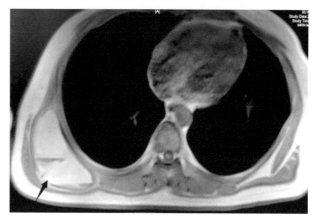

图 5 - 12　胸壁 MRI

容易。急性期血肿周围软组织有水肿表现，呈 T1WI 低信号、T2WI 高信号，形态不规则，边缘不清。亚急性期血肿 T1WI、T2WI 均以高信号为主，内见少许碎屑样或条片状低信号。慢性期血肿 T1WI 呈稍低或低信号，边缘见稍高信号环；T2WI 上为高信号，边缘呈环形低信号。本病例术中见肿块位于肌间隙内，内含大量暗红色瘀血。

 ## 病例 13：胸壁神经鞘瘤

【简要病史】

女，54 岁，患者 10 年前无意中发现右肩部肿块，质韧，无明显不适，逐渐增大，偶有放射性上肢痛。

查体：右肩部冈上肌水平近脊柱可触及数个大小约 2cm ×3cm 肿块，质韧，边界清楚，表面光滑，移动度可，按压肿块伴有触电样放射痛，肿块突出皮肤不明显。表面皮肤未见异常。

【MRI 平扫和增强诊断印象】

右肩背部肌间隙见多发结节样及条片状异常信号影，呈 T1WI 等信号、T2WI 高信号影，弥散受限，增强后动脉期可见边缘斑点片状强化影，门脉期及延迟期强化范围扩大，并向中心进一步填充。明显强化结节（图 5-13）。

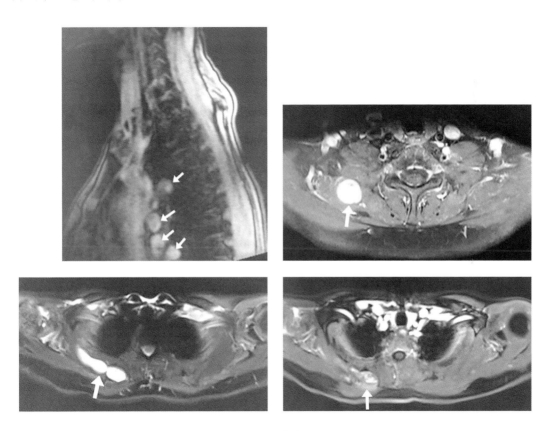

图 5-13　胸壁 MRI

【诊断结论】

右侧胸背部肌间隙多发结节。

【病理诊断】

（右背部）神经鞘瘤。

【说明】

胸壁神经鞘瘤很少见，起源于肋间神经或脊神经根，通常为良性，生长缓慢。胸壁神经鞘瘤紧贴肋骨或脊柱旁生长，常引起肋间隙增宽，肋骨骨质压迫吸收，肿瘤较大者可有邻近肋骨破坏。肿瘤基底紧贴胸壁，向胸腔内膨胀性生长，与胸壁呈钝角。一般 MRI 平扫 T1WI 呈等信号，T2WI 呈高或稍高信号，如肿瘤内继发囊变、坏死、出血，则信号不均匀，增强扫描呈中度至明显不均匀强化。

 # 病例 14：腰背部海绵状血管瘤

【简要病史】

女，43 岁，患者出生时即发现右腰部血管瘤，逐渐增大，未行规范化治疗，症状逐渐加重。

查体：右侧腰部可见面积为 5cm ×5cm 大小、弥散分布的肿物，局部皮肤膨隆，起伏不平，皮肤现浅紫色，可见曲张盘旋的血管，有压缩感。

【MRI 平扫和增强诊断印象】

右侧背部 T11 ～12 皮下见一约 8.8cm ×10.6cm 呈 T1WI 低信号、T2WI 高信号影，边界尚可，增强后造影剂逐渐向内充填，竖脊肌未见受累（图 5 –14）。

【诊断结论】

右侧背部皮下血管瘤。

【病理诊断】

（右腰背部）海绵状血管瘤。

【说明】

血管瘤是软组织中较常见的良性肿瘤，约占软组织肿瘤的 7% 。海绵状血管瘤，即静脉畸形（venous malformation，VM），是静脉异常发育产生的静脉血管结构畸形，并非真性肿瘤，因其切面形态类似海绵而得名。由形态不规则、大小不等、管壁单薄衬有内皮的扩张、迂曲的血管窦所组成，窦壁菲薄，可破裂出血，反复出血可出现血肿机化、纤维组织增生、钙化等改变，窦壁间可互相交通，并可扩展到皮下组织，形成界限不清、扪之柔软并易被挤空的块状隆起，在皮肤的表浅处可呈浅蓝色，慢性增大，常伴有脂肪组织增

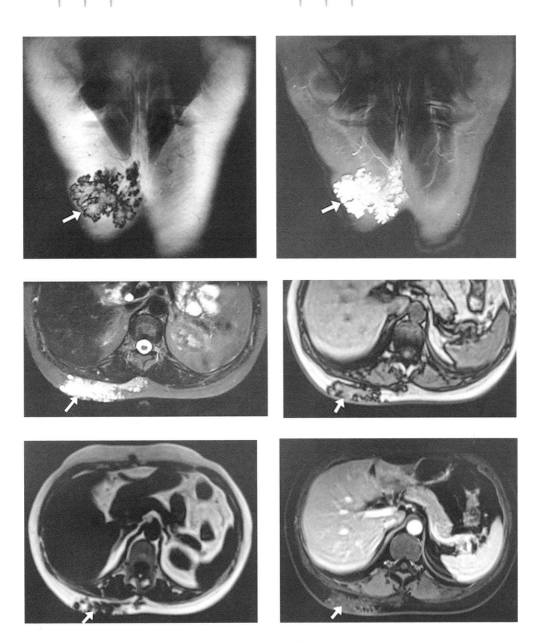

图 5 – 14 腰背部 MRI

生，常并发先天性动静脉瘘和其他血管瘤。

　　MRI 影像中信号改变与肿瘤大小及肿瘤内非血管成分有关，可作为首选的检查项目。一般 T1WI 呈等低信号为主，中间可见条索状中等信号分隔，边缘呈花边状，有时可见到高信号，这些提示肿瘤的非血管成分。T2WI 表现为明显的高信号，抑脂相更能清晰显示

139

病灶。增强扫描多数呈明显不均匀强化，部分呈中等度强化，其间可见条索状影分隔。病理分型不同的血管瘤 MRI 表现大都相似。

治疗静脉畸形可根据畸形的范围、界限、部位单独或联合使用非手术和手术方法。主要方法是血管内硬化治疗，其他还有激光治疗、铜针留置术、电化学及患肢压迫治疗等。手术切除治疗包括单纯手术切除、硬化术后手术切除、热凝及其他治疗后手术，以及相关的修复重建手术。

病例 15：胸壁海绵状血管瘤

【简要病史】

女，21 岁，患者 6 年前无意中发现左胸壁肿块，逐渐增大，未予治疗。

查体：左胸壁可见局部色素沉着，局部皮肤稍膨隆，可扪及质软可压缩包块，大小约有可压缩感，皮肤起伏不平，局部呈浅紫色，可见曲张盘旋的血管。

【MRI 平扫和增强诊断印象】

左侧壁、后胸腹壁皮下脂肪层增厚，见多发斑点状及迂曲条状异常信号影，呈 T1WI 低信号、T2WI 高信号影。病灶呈丛蔓状分布，范围较广泛，上下约蔓延 16.0cm，增强后明显不均匀强化（图 5 −15）。

【诊断结论】

左侧壁、后胸腹壁皮下血管瘤。

【说明】

海绵状血管瘤现称之为静脉畸形，并非真性肿瘤，病理表现为从毛细血管到腔穴不等的扩张血管腔窦。静脉畸形通常以单一静脉结构存在，也可与其他血管结构混合，形成毛细血管静脉畸形或淋巴静脉畸形等混合畸形。出生时即存在，大部分可以被发现，少部分在幼年或青少年时才被发现。头、颈、颌面为好发部位，四肢、躯干次之。其生长速度与身体生长基本同步，不会自行退化，发病无性别差异。

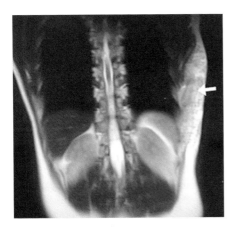
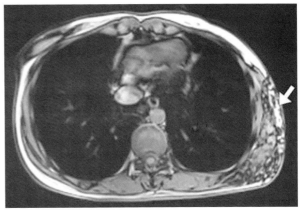
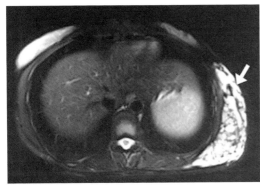
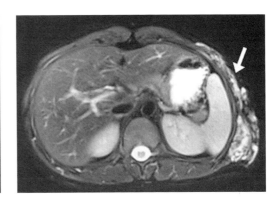

图 5 – 15 腰背部 MRI

病例 16：背部黏液纤维肉瘤

【简要病史】

男，35 岁，患者 1 年半前无意中发现右侧背部皮下肿物，如鹌鹑蛋大小，无疼痛不适，未予处理。随着肿物变大，表面皮肤红肿。门诊 B 超提示：皮脂腺囊肿可能。遂于 3 个多月前行肿块切除术，术后病理提示：背部中度恶性黏液纤维肉瘤。数日前再次发现背部术区肿块。

查体：背部瘢痕约 10cm，瘢痕周围皮下可及数枚大小不一肿块，活动度欠佳，质韧，周围皮肤无破溃。

【MRI 平扫和增强诊断印象】

右侧胸背部皮下见不规则结节状 T1WI 等信号、T2WI 高信号影，增强后明显不均匀强化，周围见少许渗出性改变，余所示软组织未见明显异常信号影（图 5-16）。

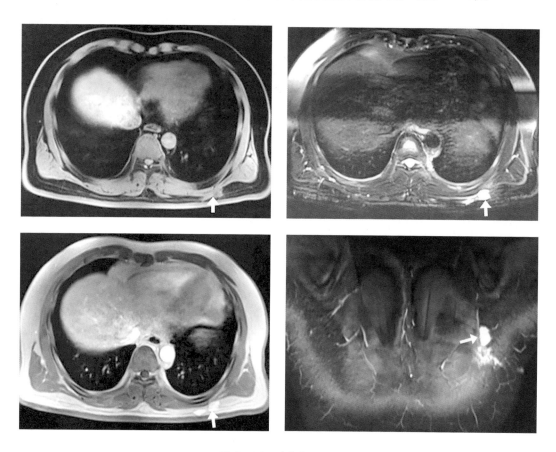

图 5-16　胸背部 MRI

【诊断结论】

右侧胸背部纤维肉瘤术后，考虑复发。

【病理诊断】

（背部）中度恶性黏液纤维肉瘤。

【说明】

黏液纤维肉瘤（myxofibrosarcoma，MFS）是一种少见的恶性纤维源性软组织肿瘤，约占所有恶性肿瘤的 5%，好发于老年人，四肢较为多见，具有一定侵袭性，且易复发，术后复发率高达 60%。肿瘤内见细胞密集区及黏液基质区，结合细胞异型性，MFS 分为低度、中度、高度恶性。低度恶性 MFS，肿瘤细胞较少，而黏液基质区丰富；高度恶性 MFS，肿瘤密集区丰富，黏液基质区较少，有坏死、囊变及出血改变，肿瘤异型性明显。有 15%～38% 的低度恶性 MRS 可于复发后成为具有转移潜能的高度恶性肿瘤。

MFS 的 MRI 影像特征表现为 T1WI 上呈等、稍低及稍高信号，T2WI 及 DWI 上呈高信号；MFS 瘤内密度/信号混杂，与瘤内病理成分多样有关；肿瘤实质细胞排列密集，胞外间隙变窄，T1WI 呈等或稍低信号，T2WI 呈稍高或等信号，DWI 呈高信号，增强扫描强化明显。

 病例 17：胸壁未分化多形性肉瘤

【简要病史】

女，64 岁，患者 4 个月前发现右侧肩胛区下出现肿物，直径约 2cm，外院就诊，CT 提示：考虑弹性纤维瘤，一直未予治疗。之后肿物迅速增大，自觉疼痛，伴右臂抬起时疼痛加重，1 周前外院磁共振检查提示：右侧胸壁占位，考虑平滑肌肉瘤，邻近右侧第 3～5、7、8 肋骨局部骨质破坏，两肺多发结节，考虑转移所致。

查体：右胸壁可见巨大肿块，大小约 18cm×8cm，触之质地较韧，活动度差，表面皮肤颜色尚正常。

【MRI 平扫和增强诊断印象】

右侧胸壁皮下肌间隙见片状不规则异常信号肿物，边界尚清，大小约 13.8cm×7.6cm，呈 T1WI 低信号、T2WI 高信号影，弥散受限，增强后明显不均匀强化；右侧部分肋骨受侵，左上肺及右下肺见多发结节影，右下肺较大者直径约 1.2cm，弥散受限，增强后明显强化（图 5-17）。

【诊断结论】

右侧胸壁皮下肌间隙肿物，考虑恶性肿瘤伴邻近肋骨受侵，两肺多发转移。

【病理诊断】

（右胸壁）间叶源性肿瘤，符合未分化多形性肉瘤。

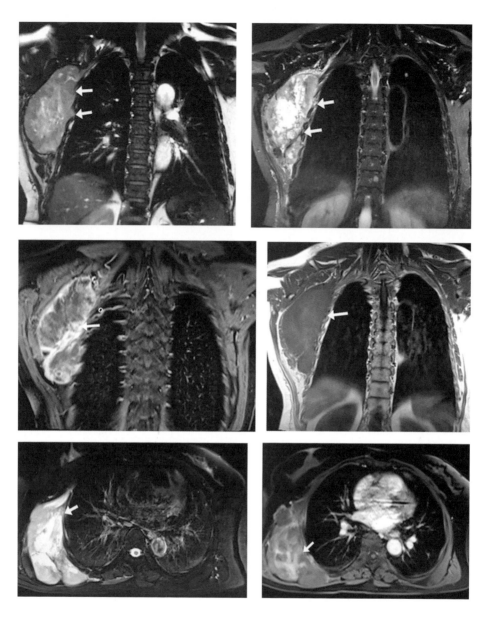

图 5-17 胸壁 MRI

【说明】

未分化多形性肉瘤（undifferentiated pleomorphic sarcoma，UPS）是中老年人较常见的软组织恶性肿瘤，好发于四肢深部，以下肢多见，其次为后腹膜区、臀部、躯干。发病高峰年龄 50～70 岁，男多于女。

肿瘤 MRI 可有以下特点：①信号特征：T1WI 多呈等或低信号，其中坏死囊变区域信号更低，而出血区呈高信号；T2WI 上肿瘤呈混杂高信号，其中肿瘤实质成分呈稍高信号，成熟纤维成分或陈旧性出血含铁血红素沉积呈低信号，而坏死囊变区呈明显高信号；增强扫描时肿瘤实质成分呈明显强化，提示肿瘤血供丰富，坏死、囊变区未见明显强化。②纤维分隔征：为 T1WI 和 T2WI 低信号的分隔样结构，增强扫描分隔未见明显强化。该现象在恶性肿瘤中的发生率明显高于良性肿瘤。③瘤周水肿：T2WI 呈高信号，增强扫描呈轻度不均匀强化，边界不清，其病理学基础为肿瘤细胞破坏假包膜侵犯邻近组织，引起周围组织水肿、炎性细胞浸润及新生血管形成等改变。④尾征：病灶可向肌间隙内生长，肿瘤受到邻近肌肉的压迫和肌膜的限制，其边缘可形成"尾征"。⑤周围侵及改变：较大肿瘤多呈浸润性生长，易侵犯邻近组织，边界欠清。

病理组织形态学检查是未分化多形性肉瘤诊断的金标准。

病例 18：胸壁韧带样纤维瘤

【简要病史】

女，30 岁，5 年前无意中发现左胸壁肿块，去年于外院手术切除，病理结果提示：韧带样瘤。今年再次发现手术切口下肿块，患者自觉胸闷，局部疼痛难忍，左上肢偶有酸胀不适。外院 B 超示：左侧锁骨下窝低回声不均质包块。

查体：胸廓无畸形，左胸壁见长约 7cm 手术切口，切口上方触及皮下肿块，大小约 4cm ×5cm，质硬，边界尚清，表面皮肤未见明显异常。

【MRI 平扫诊断印象】

左侧上胸壁见 T1WI 稍低、T2WI 高信号影，大小约 4.5cm ×2.6cm，余扫及胸部软组织未见明显异常信号影（图 5 -18）。

【诊断结论】

左侧上胸壁占位，请结合临床及穿刺检查。

【病理诊断】

左胸壁韧带样纤维瘤。

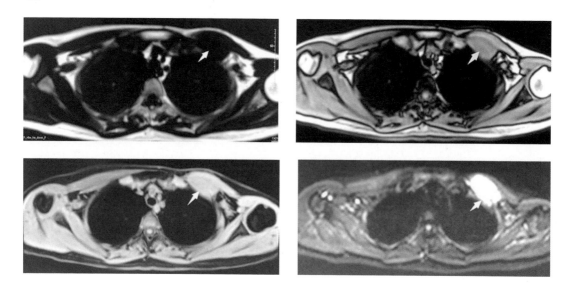

图 5 – 18   胸壁 MRI

【说明】

韧带样纤维瘤病（desmoid – type fibromatosis，DF/DTF）是一种起源于筋膜或腱膜结缔组织的较为少见的软组织肿瘤，又称为侵袭性纤维瘤或硬纤维瘤。生物学行为介于良性纤维瘤与纤维肉瘤之间，病变呈浸润性生长，具有高复发率及低转移率的特点。

韧带样纤维瘤病发病率为 3/100 万～4/100 万，在软组织肿瘤中占 3%，占所有肿瘤的 0.03%，好发于中青年女性，25～35 岁为高峰期。根据其发生部位，可分为 3 型：腹外型（50%～60%）、腹壁型（约 25%）及腹内型（约 15%），可伴压痛。DF 的发病机制尚不明确，可能与手术、创伤、内分泌及遗传等因素有关，其中创伤是 DF 发生的主要病因。

MRI 影像显示 T1WI 多呈不均匀等或低信号，T2WI 以高信号为主，无明显坏死、液化区域，病变信号不均匀性与肿瘤细胞与胶原纤维的比例及其排列方式有关。

 病例 19：胸壁脂肪瘤

【简要病史】

男，82 岁，患者于 2 个月前无意中发现左背部肿块，伴抬左上肢不适。

查体：左背部可触及一大小约 7cm×8cm 肿块，质软，活动度可，无触痛，表面皮肤未见异常。

【CT 平扫诊断印象】

双侧胸廓对称，两肺散在条索影。气管及主要支气管通畅，纵隔居中。胸腔未见明显积液征像。两侧胸膜未见明显增厚，左侧胸壁皮下见不规则脂肪团（图 5 −19）。

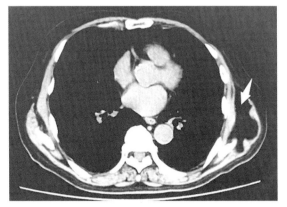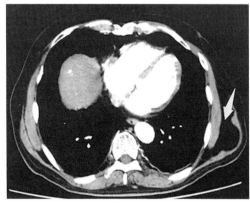

图 5 −19　胸壁 CT

【诊断结论】

左侧胸壁皮下脂肪瘤。

【病理诊断】

（左胸壁）脂肪瘤。

【说明】

脂肪瘤是一种成熟脂肪细胞的良性肿瘤，是间胚叶肿瘤中最常见的一种，占软组织良性肿瘤的25.7%，可发生于任何年龄，以30～50岁的成人最为多见，儿童偶可见到，男女的发病率之比为（1.5～2.5):1。好发于体表皮下脂肪组织，前臂、大腿、腰背部多见。

CT 表现为典型的脂肪密度，瘤内密度较均匀，边界清楚，有包膜，增强扫描无强化。

 病例 20：腰部血肿

【简要病史】

男，44 岁，患者半年前外伤后出现左腰部拳头大小肿块，质韧，活动度差。无发热、寒战，无胸闷不适。

查体：左腰部可及一大小约 10cm×10cm 肿块，质韧，活动度差，皮温不高，无波动感，表面皮肤未见异常。

【MRI 平扫和增强诊断印象】

L4 水平左侧腰部皮下见约 2.6cm×5.5cm T1WI 稍高信号，内见液平，T2WI 高信号影，边界清楚，增强后未见强化。周围软组织稍肿胀。余未见明显异常信号及异常强化（图 5 - 20）。

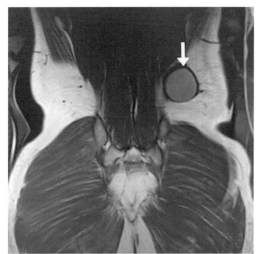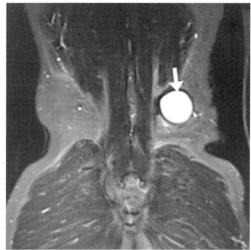

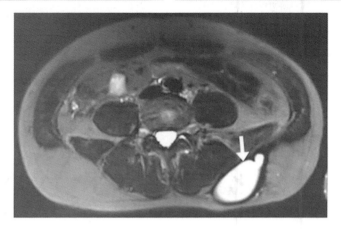

图 5 - 20　腰部 MRI

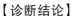

【诊断结论】

L4 水平左侧腰部皮下含蛋白囊性占位，血肿？

【病理诊断】

（左腰部）陈旧性血肿。

病例 21：腹壁血管淋巴管瘤

【简要病史】

男，16 岁，患者父母诉自患者出生时即发现右腹壁一肿块，因不影响生活未予重视。近 3 年来肿块增大明显。

查体：右侧腹壁正中外侧可触及一大小约 6cm×3cm 肿块，质软，活动度可，局部皮肤膨隆，有压缩感，肿块可随体位变化而改变位置。

【MRI 平扫和增强诊断印象】

右侧腰腹壁皮下软组织增厚，可见大片状 T1WI 低信号、T2WI 高信号影，呈多房囊性改变，边界清楚，增强后无明显强化。腹膜后未见明显肿大淋巴结（图 5-21）。

【诊断结论】

右侧腰腹壁淋巴管瘤可能大。

【病理诊断】

（右腹壁）血管淋巴管瘤（脉管瘤）。

【说明】

淋巴管瘤（lymphangioma，LA）是发生在淋巴系统的较为少见的肿瘤，曾称为"囊状水瘤"等。淋巴管瘤可发生于身体的任何部位，以颈部最常见，约占 80%，主要位于颈后、颈外三角。常由于淋巴管先天发育异常，也可继发于外伤或手术导致的淋巴管损伤，导致淋巴液引流不畅最终发展而成。先天性者常在 2 岁以内发病，以颈部及腋窝最常见。临床表现为质软肿块，生长缓慢，主要表现为邻近组织器官受压症状，继发感染或破裂出血则可有发热、疼痛等症状。

根据病变内所含淋巴管扩张程度不同，组织学上将其分为 3 型：单纯型淋巴管瘤，由毛细淋巴管构成，多发生于皮肤及黏膜；海绵状淋巴管瘤，由较大的淋巴管构成，多见于

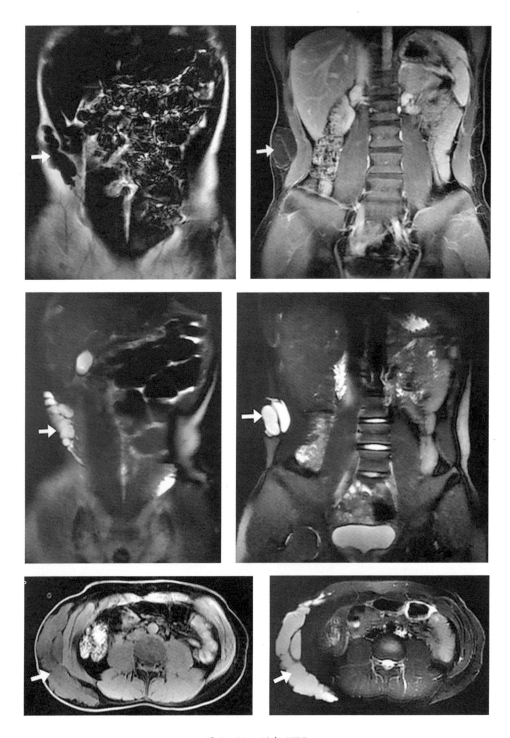

图 5 – 21　腰部 MRI

上肢和腋部；囊性淋巴管瘤（囊状水瘤），最多见，由大的淋巴管腔隙构成，伴有胶原和平滑肌。

囊性淋巴管瘤由少数明显扩张的淋巴管形成，常为圆形或类圆形的囊性病灶，边界清楚，囊壁菲薄，囊内密度均匀，MRI 为 T1WI 呈等低信号、T2WI 呈高信号。病灶可为单房囊性或多房分叶状，多房者其内可见不规则纤维分隔，增强扫描可见囊壁及纤维分隔轻度强化。邻近组织受压移位或被包绕，但无明显浸润。

近来，有学者将血管瘤与淋巴管瘤混合构成者称为血管淋巴管瘤（脉管型），该类型目前报道不多，且多为个案报道。影像学表现依其淋巴管和血管构成比例不同而表现不一，以淋巴管瘤为主者表现与淋巴管瘤相似，以血管瘤为主者则表现与血管瘤相近。

 ## 病例 22：腋窝 B 细胞淋巴瘤

【简要病史】

男，70 岁，患者于 2 年前无意中扪及右腋下肿块，无明显不适，未予以重视，近来肿块增大明显。

查体：左腋下可触及肿块，大小约 3cm ×4cm，质韧，活动度欠佳，无压痛。

【MRI 平扫和增强诊断印象】

右侧腋窝见数个大小不等类圆形 T2WI 等信号、T1WI 等低信号，最大者大小约 1.6cm ×4.3cm，T2 抑脂呈高信号，弥散明显受限，境界清晰，增强扫描病灶可见边缘强化（图 5 -22）。

【诊断结论】

右侧腋窝占位，考虑为神经源性肿瘤或黏液性肿瘤，肿大淋巴结待排。

【病理诊断】

（右腋窝淋巴结）外周 B 细胞淋巴瘤。

【说明】

淋巴瘤是起源于淋巴结或结外其他淋巴组织的恶性肿瘤，可发生于全身任何部位，是我国最常见的十大肿瘤之一。根据其病理特点将淋巴瘤分为霍奇金淋巴瘤（HL）和非霍奇金淋巴瘤（NHL）两大类。非霍奇金淋巴瘤多发生于浅表淋巴结，以颈部淋巴结最多

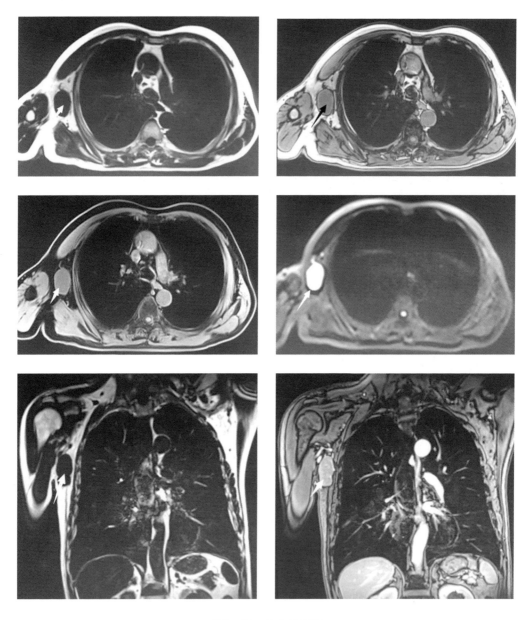

图 5 - 22   右胸壁 MRI

见，其次为腋下和腹股沟淋巴结，并可累及纵隔、肠系膜和腹膜后等深部淋巴结。患者起病缓慢，早期多无症状。主要表现为无痛性淋巴结肿大，晚期可累及多处淋巴结或其他器官。

　　非霍奇金淋巴瘤依据细胞来源分为三种基本类型：B 细胞、T 细胞和 NK/T 细胞。临床大多数是 B 细胞型，占总数的 70% ～85%，包括弥漫大 B 细胞淋巴瘤、滤泡淋巴瘤、套细胞淋巴瘤、黏膜相关淋巴组织淋巴瘤。

病变 MRI 表现为 T1WI 呈稍低信号，T2WI 为均匀稍高信号，增强扫描呈轻至中度均匀强化。

参考文献

［1］中华医学会整形外科分会血管瘤和脉管畸形学组. 血管瘤和脉管畸形的诊断及治疗指南（2019 版）［J］. 组织工程与重建外科杂志，2019，15（5）：277－317.

［2］Toro JR，Travis LB，Wu HJ，et al. Incidence patterns of soft tissue sarcomas，regardless of primary site，in the surveil lance，epidemiology and end results program，1978－2001：an analysis of 26，758 cases［J］. Int J Cancer，2006，119（12）：2922－2930.

［3］Matushansky I，Charytonowicz E，Mills J，et al. MFH classification：differentiating undifferentiated pleomorphic sarcoma in the 21st century［J］. Expert Rev Anticancer Ther，2009，9（8）：1135－1144.

［4］Al－Agha OM，Igbokwe AA. Malignant fibrous histiocytoma：between the past and the present［J］. Arch Pathol Lab Med，2008，132（6）：1030－1035.

［5］Zhao F，Ahlawat S，Farahani S J，et al. Can MR imaging be used to predict tumor grade in soft－tissue sarcoma？［J］. Radiology，2014，272（1）：192－201.

［6］Peiper M，Zurakowski D，Knoefel WT，et al. Malignant fibrous histiocytoma of the extremities and trunk：An institutional review［J］. Surgery，2004，135（1）：59－66.

［7］Morrison BA. Soft tissue sarcomas of the extremities［J］. Proc（Bayl Univ Med Cent），2003，16（3）：285－290.

［8］Albert P，Patel J，Badawy K，et al. Peripheral nerve schwannoma：a review of varying clinical presentations and imaging findings［J］. J Foot Ankle Surg，2017，56（3）：632－637.

［9］Panje WR，Moran WJ，Bostwick DG，et al. Angiosarcoma of the head and neck：review of 11 cases［J］. Laryngoscope，2009，96（12）：1381－1384.

［10］Shustef E，Kazlouskaya V，Prieto VG，et al. Cutaneous angiosarcoma：a current update［J］. Clin Pathol，2017，70（11）：917－925.

［11］Kikuta K，Kubota D，Yoshida A，et al. An analysis of factors related to the tail－like pattern of myxofibrosarcoma seen on MRI［J］. Skeletal Radiol，2015，44（1）：55－62.

［12］Johnson CN，Ha AS，Chen E，et al. Lipomatous soft－tissue tumors［J］. J Am Acad Orthop Surg，2018，26（22）：779－788.

［13］Kaneyama K，Yamataka A，Okazaki T，et al. Magnetic resonance imaging in lipoblastoma：can it be a diagnostic modality？［J］. Asian J Surg，2006，29（3）：198－201.

［14］Emmanuelle SL，Baazov A，Fichman S，et al. Current management of lipoblastoma［J］. Eur J Pediat，2018，177（2）：237－241.

［15］Fletcher CDM，Bridge JA，Hogendoom PCW，et al. WHO classification of tumors of soft tissue and bone

　　　［M］. 4th ed. Lyon：IARC, 2013. 93 - 94.

［16］ Escobar C, Munker R, Thomas J O, et al. Update on desmoid tumors ［J］. Ann Oncol, 2011, 23
　　　（3）：562 - 569.

［17］ Hyo RJ, Ji - Hoon J, Chul MK, et al. Desmoid - type fibromatosis in the head and neck：CT and MR ima-
　　　ging characteristics ［J］. Neuroradiology, 2013, 55（3）：351 - 359.

［18］ Liu Qing - Yu, Chen Jian - Yu, Liang Bi - Ling, et al. Imaging manifestations and pathologic features of
　　　soft tissue desmoid - type fibromatosis ［J］. Chin J Cancer, 2008, 27：535 - 540.

［19］ Weber AL, Rahemtullah A, Ferry JA. Hodgkin and non - Hodgkin lymphoma of the head and neck：clini-
　　　cal, pathologic, and imaging evaluation ［J］. Neuroimaging Clin N Am, 2003, 13（3）：371 - 392.

第 6 章　臀部肿瘤

病例 1：表皮样囊肿

【简要病史】

男，61 岁，患者 17 年前发现肛周有一肿块，逐渐增大，无压痛及其他不适。

查体：左侧臀部可见 5cm ×5cm 大小肿块，质软，活动度尚可，表面光滑，皮温正常。

【MRI 平扫和增强诊断印象】

左侧臀部肛周皮下见一大小约 6.4cm ×6.3cm ×6.5cm 类圆形信号影，呈 T1WI 低信号、T2WI 高信号影，边界清晰，内部信号欠均匀，增强后可见内壁结节强化，内容物无明显强化。双侧腹股沟未见明显肿大淋巴结影（图 6 -1）。

【诊断结论】

左侧臀部肛周皮下肿块，皮脂腺囊肿可能。

【病理诊断】

（左侧臀部）表皮样囊肿。

【说明】

表皮样囊肿（epidermoid cyst）是一种少见的良性病变，可发生于任何年龄，男性青年好发。表皮样囊肿可发生于皮肤的任何部位，但以头面部和躯干更为常见。肿块生长缓慢，呈圆形或椭圆形，临床及影像学上常误诊为皮脂腺囊肿、皮样囊肿、异物肉芽肿和感染等。MRI 表现为 T1WI 均匀低信号或稍高信号，边界清晰，T2WI 均表现为高信号，内部信号不均，DWI 呈稍高及高信号。体部表皮样囊肿治疗主要是手术彻底摘除囊肿，否则会出现复发。

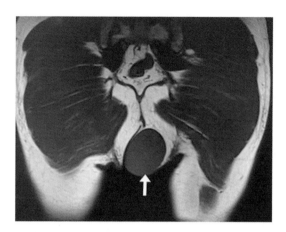

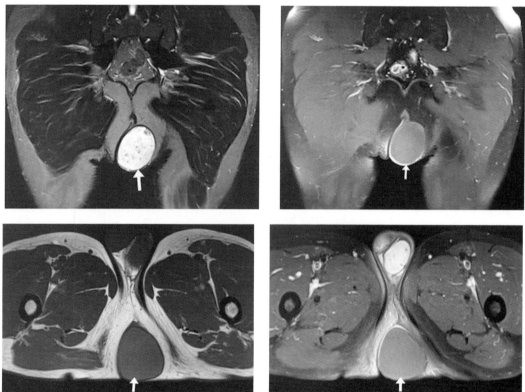

图 6-1　臀部 MRI

病例 2：未分化多形性肉瘤

【简要病史】

男，72 岁，患者 1 年前发现右髂部鸽子蛋大小肿块，无明显不适，未予重视和治疗，近半年增大显著。患者半个月前曾于外院行髂前上棘骨髓活检，病理诊断：骨髓增生活跃并局部少许浆样细胞增生，不除外浆细胞增生性病变。

查体：右髂部可见局部皮肤球形隆起，触及大小约 13cm ×10cm 大小肿块，表面皮肤扩张变薄，可见毛细血管扩张，边界清晰，质硬，位置固定，活动度欠佳。

【MRI 平扫和增强诊断印象】

右侧臀部皮下见一较大软组织肿块影，大小约 12cm ×8.4cm ×7.3cm，边界较清晰，邻近的髂外肌群受压，平扫示病灶边缘片状 T1WI、T2WI 等信号，内呈不规则 T1WI 稍高、T2WI 明显高信号。增强后病灶边缘实性部分明显不均匀强化，内呈弱强化，病灶上缘与腰背部血管分支关系密切。余所示髂部软组织未见明显异常信号及异常强化灶，髂骨未见明显异常信号（图 6 -2）。

【诊断结论】

右侧臀部皮下软组织肿块，考虑软组织肉瘤伴囊变出血可能大。

【病理诊断】

（左髂部）未分化多形性肉瘤。

【说明】

软组织肉瘤中最常见的一种类型是未分化多形性肉瘤（UPS），之前被命名为恶性纤维组织细胞瘤（MFH）。MFH/UPS 是起源于间叶组织的恶性肿瘤，好发于四肢、躯干、头颈部和腹膜后间隙，肿瘤级别高，恶性程度高，术后易复发。5 年生存率一般为 30%～50%。

MRI 对软组织肿瘤定位、肿瘤成分、血供情况及边缘侵袭评估有很大优势。多形性肉瘤的诊断主要是基于组织病理形态学分析，同时借助免疫组化以及分子诊断技术加以确诊。

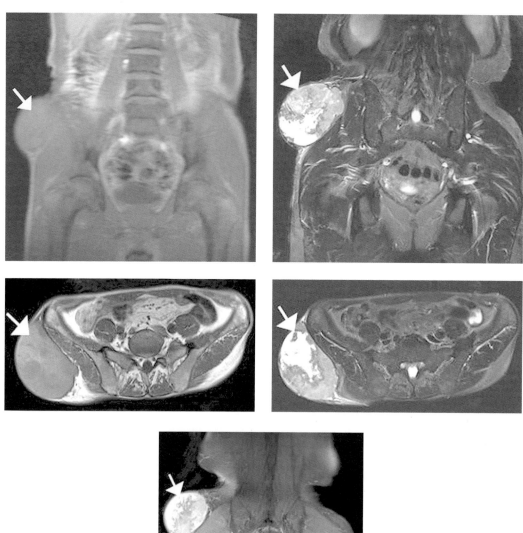

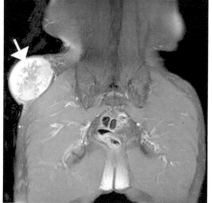

图 6 - 2 臀部 MRI

病例 3：坐骨结节囊肿

【简要病史】

女，58 岁，患者 3 个月前无意中发现左臀部肿块，无红肿热痛，坐位时不适感明显。

查体：左侧臀部可触及大小约 3cm ×3cm 肿块，质韧，边界清楚，表面光滑，皮温正常。

【MRI 平扫和增强诊断印象】

左臀部臀大肌内侧缘与坐骨支之间见不规则 T2WI 高信号、T1WI 低信号影，信号不均匀，见分隔，大小约 2.7cm ×6.3cm，增强后可见边缘环形强化，双侧腹股沟未见明显肿大淋巴结。

【诊断结论】

左侧臀部包块，脓肿可能。

【病理诊断】

（左侧臀部）坐骨结节囊肿。

【说明】

坐骨结节囊肿又称坐骨结节滑囊炎，是坐骨结节与臀大肌间隙滑膜囊的慢性炎症。坐骨结节滑囊处于坐骨结节和臀大肌之间，属于潜在性滑膜囊的一种，内部积存少量滑液，具有缓冲、降低摩擦力以及润滑等效果。坐骨结节囊肿以长期坐姿工作或者年老体瘦女性为好发群体。患者主要以局部疼痛、肿块以及不适感为主要表现，滑囊增大后对坐骨神经可产生压迫，出现相应症状。

MRI 软组织分辨率高，可准确判断病变发生的部位、大小及其与周围组织的关系，为临床穿刺及选择手术方式提供重要的依据。T1WI 上囊液以等或低信号最多见，少见高信号。囊液 T1WI 上的信号特点考虑与囊液成分有关：单纯囊肿囊液为单纯滑液或伴有少量纤维素，呈低信号；纤维素分泌较多或囊内合并出血的病例 T1WI 上囊液呈等或高信号。T2WI 上囊液均呈高信号。囊壁及分隔在 T1WI 上多呈等或低信号，T2WI 上呈等或稍高信号；增强扫描囊液无强化，囊壁及分隔可轻度或较明显强化。

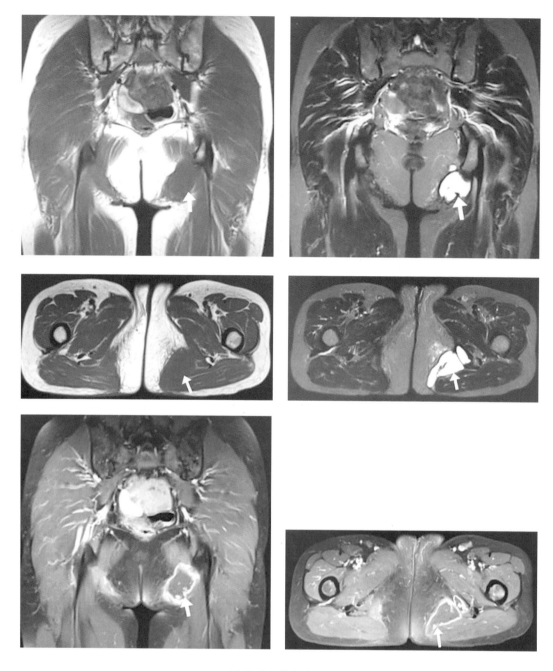

图 6 – 3 臀部 MRI

病例 4：坐骨结节囊肿

【简要病史】

男，86 岁，患者 5 年前发现双侧臀部皮下肿块，右侧明显，逐渐增大，影响日常生活。

查体：右侧臀部可触及直径约 10cm 大小肿块，质韧，活动度尚可，表面光滑，与周围组织边界清晰。

【MRI 平扫和增强诊断印象】

右侧臀部皮下臀大肌内侧见一大小约 9.2cm×7.1cm 脂相 T1WI 等低信号、T2WI 高信号影，其内见多发分隔及液平面，壁厚，增强后厚壁及分隔可见强化；左侧臀部皮下见类似异常信号小结节影，大小约 0.8cm×1.7cm（图 6-4）。

【诊断结论】

右侧臀部囊性病灶，考虑坐骨结节囊肿可能。

【病理诊断】

（右臀部）坐骨结节囊肿。

【说明】

坐骨结节囊肿是臀大肌间隙滑膜囊与坐骨结节的慢性炎症，受长期压迫、外伤以及反复摩擦等因素影响，滑膜囊发生炎性反应而处于水肿充血状态，滑膜囊在炎症吸收后表现出纤维化状态或不同程度增厚，内部液体增多形成囊肿。本病又被称为坐骨结节滑囊炎，以偏瘦以及长期久坐者为好发群体，尤其多见于中老年女性。

单纯坐骨结节囊肿病例的 MRI 表现为 T1WI 呈低信号，T2WI 呈高信号，其信号均匀并具有清晰边缘，脂肪抑制序列表现为均匀高信号，大致与普通囊性肿块相同。合并出血的囊肿病灶 T1WI 表现为稍高信号，且信号不均匀。单纯坐骨结节囊肿行增强扫描通常无明显强化，仅以囊内分隔与囊壁轻度强化为表现，合并感染时囊壁和囊肿周围肌肉软组织可见明显强化，囊壁有不规则边缘。

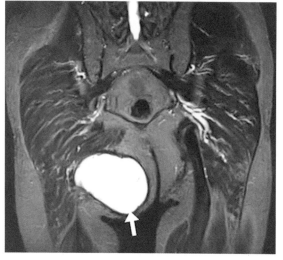
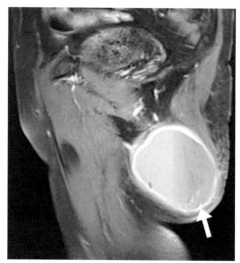
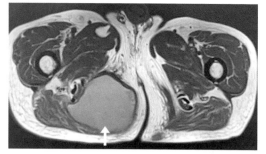
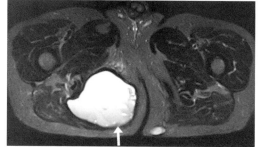
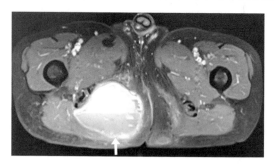

图 6-4　臀部 MRI

病例5：脂肪肉瘤

【简要病史】

女，15岁，患者半年前无意中发现左臀部硬结样肿块，花生大小，伴疼痛，无红肿。4个月前左臀部肿块明显增大至鹅蛋大小，伴红肿发热，波动感明显，于当地医院行穿刺引流术未引流出脓液。

查体：左侧臀部可见约10cm×10cm大小肿块，皮温较周围皮肤明显增高，红肿，突出于皮肤表面，边界清晰，有压痛。

【MRI平扫和增强诊断印象】

左侧臀部软组织内见一直径约12.5cm巨大异常信号影，边界尚可，T1WI呈等或低信号，T2WI呈稍高信号影，内部信号不均匀，DWI上弥散受限，增强后明显不均匀强化。相邻左侧髂骨内见小片状T2WI高信号，增强后明显强化。余未见明显异常信号（图6-5）。

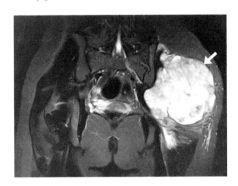
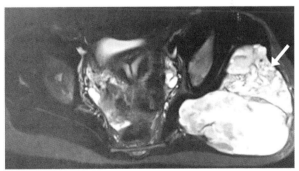
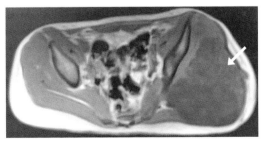
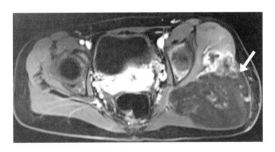

图6-5　臀部MRI

【诊断结论】

左侧臀肌间隙高级别肉瘤；

相邻左髂骨髓腔反应性水肿。

【病理诊断】

（左臀部）黏液样脂肪肉瘤。

【说明】

脂肪肉瘤（liposarcoma，LPS）是软组织恶性肿瘤中最常见的一种，其发病率约为20%。2013年世界卫生组织发布的骨与软组织分类标准修订版本中，根据临床病理和分子特征将LPS分为高分化、去分化、黏液、圆细胞和多形性脂肪肉瘤等亚型。脂肪肉瘤为典型的成人和成年后的疾病，大部分患者在40～60岁发病，平均年龄为50岁左右，20岁以前发病者很少，并且多位于10～15岁年龄组，其类型几乎都是黏液性脂肪肉瘤。脂肪肉瘤在全身各部位均可发生，其中42%的病变位于躯干和腹膜后，41%位于下肢（其中绝大部分病变位于大腿，多位于股四头肌和腘窝，右大腿比左大腿多见），11%位于上肢，6%位于头颈部，手和足很少发病。该病变好发于肌肉和纤维脂肪等深部软组织内，位于皮下者很少，临床表现缺乏特征，手术前病程从数周到数年不等。黏液型脂肪肉瘤是最为常见的脂肪肉瘤，占脂肪肉瘤的30%～55%。

在MRI上，脂肪肉瘤常常体积巨大，部位较深，形状常不规则，四肢的肿块可以为卵圆形，长轴往往与肌肉和肌间隙平行。无论何种亚型的脂肪肉瘤，都很少直接侵犯邻近的骨骼。T1WI大部分病变主要呈低至等信号，通常不显示脂肪的特征信号，是因为肿瘤内脂肪成分一般小于10%～25%。T2WI主要呈明显高信号，信号高于脂肪，病变内可有簇状的脂肪组织和多数低信号的脂肪纤维分隔，分隔呈多小叶状。

黏液性脂肪肉瘤预后较好，虽易局部复发，但很少转移，即使转移也发生较迟，5年生存率达到了80%～90%。

病例6：腺泡状软组织肉瘤

【简要病史】

男，34岁，患者外院行PET-CT检查发现右侧臀肌间软组织块，行组织穿刺病理检查，病变性质未完全明确。

查体：右侧臀部近髂后上嵴处可见 5cm ×5cm 大小肿块，质中，位置深，活动度差，与周围组织界限不清。

【MRI 平扫和增强诊断印象】

右侧臀大肌及臀中肌肌间隙见一 2.7cm ×6.0cm 大小 T2WI 混杂高信号影，其内见血管流空信号，T1WI 呈等信号，弥散受限，边缘稍模糊，增强扫描病灶呈明显强化，周围见增粗血管相连。余未见特殊信号（图 6 -6）。

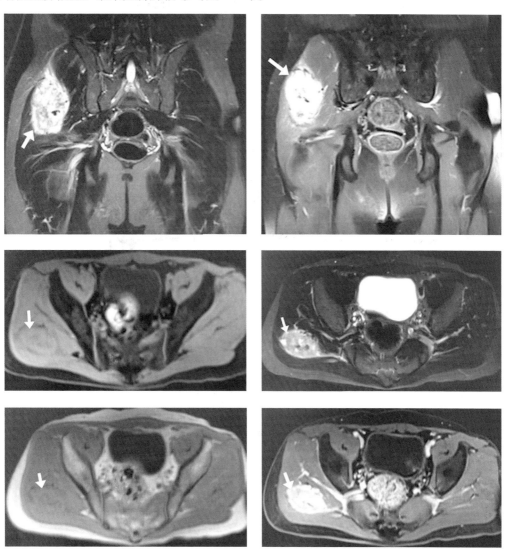

图 6 -6　臀部 MRI

【诊断结论】

右侧臀部肌间隙软组织肿瘤，结合病史考虑为纤维肉瘤。

【病理诊断】

（右臀部）腺泡状软组织肉瘤。

【说明】

腺泡状软组织肉瘤（alveolar soft part sarcoma，ASPS）是一种罕见的恶性程度较高的软组织肿瘤，曾被称为恶性颗粒细胞肌母细胞瘤，占成人软组织肉瘤的 0.5% ～ 0.9%。ASPS 好发于儿童及 15～35 岁青壮年，四肢和躯干是成人 ASPS 好发部位，以下肢深部软组织最常见，儿童和婴儿以头颈部多发。ASPS 临床表现为缓慢生长的无痛性肿块，病程长，患者多因无痛性肿块渐进性增大就诊。ASPS 血供丰富，早期易发生转移，预后差。因其罕见，术前常缺乏完整的影像学资料，临床认识不足，易导致误诊。

常规 MRI 检查可见软组织深处较大的圆形或类圆形肿块，边界较清晰，T1WI 多呈不均匀稍高信号，少数呈等或低信号，T2WI 呈不均匀高信号，内部和外周伴有低信号粗大、迂曲的流空血管影。MRI 增强扫描呈明显不均匀持续强化，可能与肿瘤内有丰富血管及血窦有关，肿瘤坏死、囊变区无强化。

ASPS 的治疗原则上应早期行肿瘤广泛切除术，肿瘤对放化疗不敏感。若患者肿瘤已发生转移，病灶不可切除时，5 年生存率只有 20%，中位生存时间为 40 个月。ASPS 预后较差，肿瘤发生的部位、范围、边界清楚与否，以及是否发生转移是判断预后至关重要的因素。

病例 7：不明确的良性病变

【简要病史】

男，29 岁，患者 7 个月前无意中发现右臀部鸡蛋大小肿块，逐渐增大，持续性疼痛。

查体：右侧臀部局部隆起，可触及约 10cm×20cm 大小肿块，质硬，边界欠清，位置固定，表面皮肤光滑，色泽和温度正常。

【MRI 平扫和增强诊断印象】

右侧臀大肌下见团块状混杂信号灶，呈 T1WI 混杂低信号、T2WI 混杂高信号影，其内见斑片状 T1WI 混杂略高、T2WI 高信号影，病灶边界尚清，形态欠规则，大小约 19.6cm×13.7cm，增强后明显不均匀强化，邻近肌肉推压移位（图6-7）。

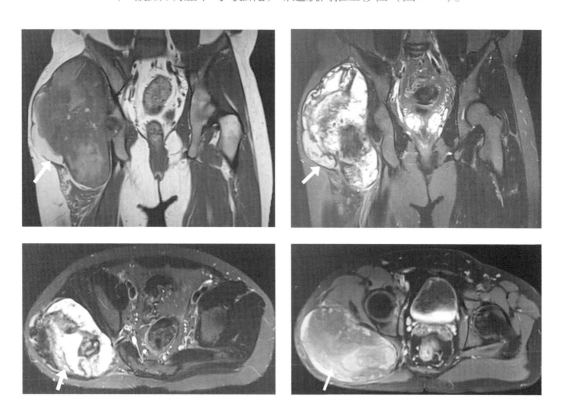

图6-7 臀部 MRI

【诊断结论】

右侧臀大肌下巨大占位伴出血，考虑肉瘤可能。

【病理诊断】

（右臀部）送检组织为纤维组织伴玻璃样变及大片坏死，其中夹杂少量细胞碎片，未见明确肿瘤性病变。

【说明】

该病变予以手术彻底切除，多次多部位取材组织病理检查均未见明确肿瘤性病变。

参考文献

[1] Mermuys K，Wilms G，Demaerel P. Epidermoid cyst of the fourth ventricle：diffusion - weighted and flair

MR imaging findings［J］. JBR – BTR, 2008, 91 (2): 58 – 60.

［2］ Paoluzzi L, Mali R G. Diagnosis, prognosis, and treatment of alveolar soft – part sarcoma: a review［J］. JAMA Oncol, 2019, 5 (2): 254 – 260.

［3］ Morrison BA. Soft tissue sarcomas of the extremities［J］. Proc (Bayl Univ Med Cent), 2003, 16 (3): 285 – 290.

［4］ Toro JR, Travis LB, Wu HJ, et al. Incidence patterns of soft tissue sarcomas, regardless of primary site, in the surveil lance, epidemiology and end results program, 1978 – 2001: an analysis of 26, 758 cases［J］. Int J Cancer, 2006, 119 (12): 2922 – 2930.

［5］ Matushansky I, Charytonowicz E, Mills J, et al. MFH classification: differentiating undifferentiated pleo-morphic sarcoma in the 21st century［J］. Expert Rev Anticancer Ther, 2009, 9 (8): 1135 – 1144.

［6］ Al – Agha O M, Igbokwe A A. Malignant fibrous histiocytoma: Between the past and the present［J］. Arch Pathol Lab Med, 2008, 132 (6): 1030 – 1035.

［7］ Engellau J, Bendahl P O, Persson A, et al. Improved prognostication in soft tissue sarcoma: independent information from vascular invasion, necrosis, growth pattern, and immunostaining using whole – tumor sec-tions and tissue microarrays［J］. Hum Pathol, 2005, 36 (9): 994 – 1002.

［8］ Zhao F, Ahlawat S, Farahani S J, et al. Can MR imaging be used to predict tumor grade in soft – tissue sar-coma?［J］. Radiology, 2014, 272 (1): 192 – 201.

第7章 腹股沟肿瘤

 病例1：B细胞淋巴瘤

【简要病史】

男，70岁，于10天前无意中发现右腹股沟一肿块，按压后疼痛，在当地医院住院治疗（具体治疗不详），效果欠佳。患者10年前曾在我院行"前列腺癌根治术"，术后恢复良好。

查体：右腹股沟可触及大小约5cm×3cm肿块，位置深，质硬，按压后疼痛，活动度差，与周围组织界限不清。

【MRI平扫和增强诊断印象】

右侧盆壁髂血管旁见一大小约41mm×40mm软组织肿块影，呈T1WI低信号、T2WI稍高信号，形态欠规则，内部可见囊性变，实性成分DWI弥散受限，增强后环形强化。双侧腹股沟及盆腔内见多发小淋巴结影。膀胱充盈良好，膀胱壁光滑、均匀；前列腺切除术后。肠管未见明显异常信号影，盆壁结构正常（图7-1）。

【诊断结论】

右侧盆壁髂血管旁占位，结合前列腺癌病史，考虑转移可能；

双侧腹股沟及盆腔内多发小淋巴结。

【病理诊断】

（右侧腹股沟）弥漫性大B细胞淋巴瘤。

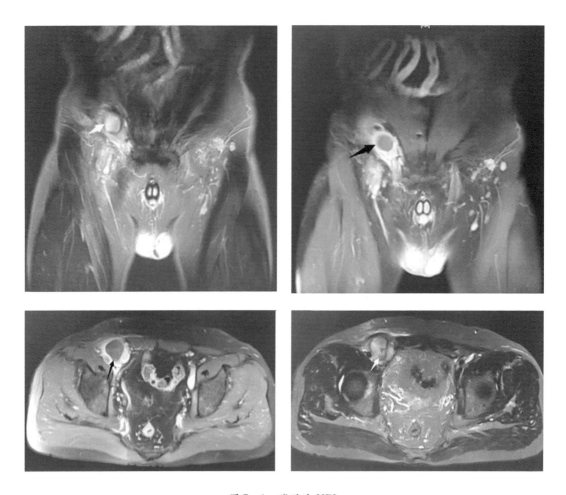

图 7-1 腹股沟 MRI

 病例 2：血管瘤

【简要病史】

女，38 岁，患者 2 年前无意中发现左腹股沟一肿块，无红肿热痛，未予治疗。

查体：左侧腹股沟可触及大小约 2cm×3cm 肿块，质软，边界清楚，活动度尚可，组织表面光滑。

【MRI 平扫和增强诊断印象】

左侧腹股沟区可见一矢状位大小约 1.2cm×3.6cm 的 T1WI 低信号、T2WI 高信号囊性灶，边界清晰，增强后边缘薄层强化，与腹股沟管关系较密切。余所示腹壁团组织未见明显异常信号或强化（图 7 −2）。

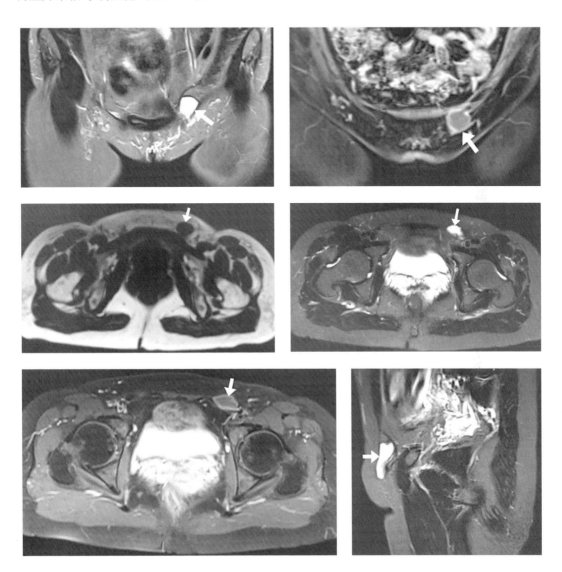

图 7 − 2　腹股沟 MRI

【诊断结论】

左侧腹股沟区囊性灶。

【病理诊断】

（左侧腹股沟）倾向静脉性血管瘤。

【说明】

血管瘤是软组织中较常见的良性肿瘤，约占软组织肿瘤的 7%。1982 年，美国哈佛大学 John B. Mulliken 首次提出基于血管内皮细胞生物学特性的分类法，将传统的"血管瘤"（vascular anomalies）重新分为血管瘤（hemangioma）和脉管畸形（vascular malformation）。国际血管瘤和脉管畸形研究学会（ISSVA）于 2018 年对该分类系统再次修订，将单纯性血管畸形分为毛细血管畸形（CM）、淋巴管畸形（LM）、静脉畸形（VM）、动静脉畸形（AVM）和先天性动静脉瘘（AVF）。静脉畸形是临床上最常见的脉管畸形之一，由大小不等的扩张静脉构成，是一种低流速的脉管畸形，随身体的发育呈一定速度的生长，无自愈性，不会自行消退，约 40% 发生于头、面颈部，腹股沟少见。MRI 影像信号改变与肿瘤大小及肿瘤内非血管成分有关，一般 T1WI 呈等低信号为主，T2WI 呈等高信号。

病例 3：转移性鳞状细胞癌

【简要病史】

男，78 岁，患者 1 年前右足第 4 趾出现灰指甲，半年前该趾出现皮肤破溃、疼痛，至当地街道医院就诊，予以头孢、敷药消炎治疗，病情无好转，遂转至新华医院行右足第 4 趾拔甲术，术后伤口不愈合。后又至岳阳医院予以中医治疗，伤口愈合后又复发，2 个月前右侧腹股沟出现一质硬肿块，无明显疼痛。9 天前在外院行右足第 4 趾截趾术，术后病理提示：右足中分化鳞状细胞癌，切缘可见癌组织。

查体：右足敷料包扎，打开敷料见右足第 4 趾截趾术后切口，无明显渗出，切口愈合尚可。右侧腹股沟可触及大小约 6cm×6cm 质硬肿块，位置深，与周围组织关系密切，活动度差，无明显压痛。

【MRI 平扫和增强诊断印象】

右侧腹股沟皮下软组织间隙内可见异常信号影，T1WI 呈低信号，T2WI 呈混杂等高信号，其内可见多发小结节样低信号影，增强后明显强化，弥散明显受限，病灶呈分叶样改变，大小约为 3.8×2.5cm×3.0cm，病灶界限清晰。左侧腹股沟未见明显异常信号影（图 7-3）。

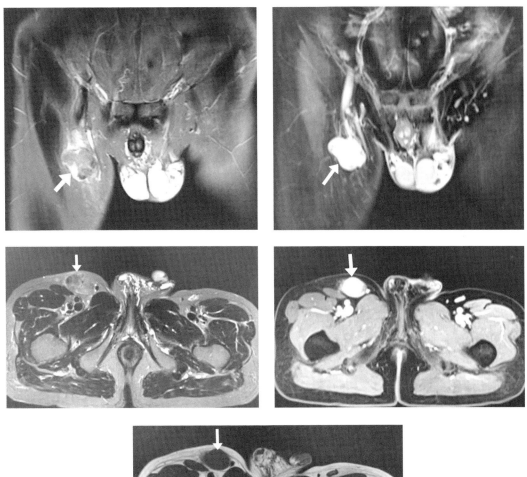

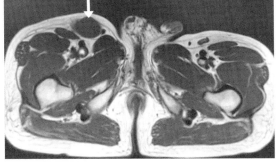

图 7 - 3　腹股沟 MRI

【诊断结论】

右侧腹股沟结节，考虑恶性可能大。

【病理诊断】

（右侧腹股沟）转移性鳞状细胞癌。

【说明】

该患者为右足鳞状细胞癌转移至右侧腹股沟淋巴结。

 ## 病例4：转移性恶性黑色素瘤

【简要病史】

男，73岁，患者6个月前因"右足肿块"在我院行右足病灶切除和腓肠神经营养皮瓣修复创面，术后病理检查诊断为"恶性黑色素瘤"。患者术后恢复好，无不适，1周前复查时触及右侧腹股沟肿块。

【MRI平扫和增强诊断印象】

右侧腹股沟、髂腰肌血管旁多发T1等或高、T2高或低混杂信号灶，边界欠清，部分融合，增强扫描明显强化。左侧腹股沟未见肿大淋巴结（图7-4）。

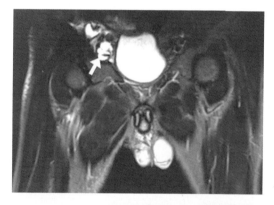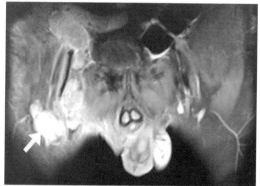
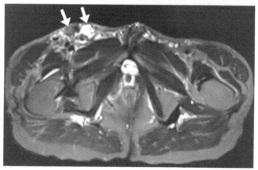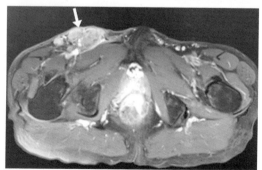

图7-4 腹股沟MRI

【诊断结论】

右侧腹股沟髂血管旁黑色素转移瘤。

【病理诊断】

(右侧腹股沟)淋巴结转移性恶性黑色素瘤。

 ## 病例 5：转移性腺癌

【简要病史】

女，61 岁，患者 1 年前无意中发现右腹股沟一肿块，半年前发现左侧腹股沟肿块，均未予处理，近来自觉双侧腹股沟肿块增大。2 年前曾行腹壁肿块切除术，术后病理提示"转移性低分化腺癌"。一直未发现原发灶。

查体：左侧腹股沟可触及大小约 2cm×1.5cm 肿块，右侧腹股沟可触及大小约 2cm×3cm 肿块，按压后无明显疼痛，活动度尚可，与周围组织界限较清，局部皮肤无破溃。

【MRI 平扫和增强诊断印象】

两侧腹股沟散在数个大小不等结节，T1WI 呈等信号，T2WI 呈稍高信号，弥散受限，增强后明显强化，右侧 2 枚较大者有融合，合并大小约 1.3cm×4.0cm，左侧 1 枚较大者约 1.0cm×1.7cm。所示盆腔少许积液，盆腔内未见明显异常信号或强化灶（图 7－5）。

【诊断结论】

两侧腹股沟散在肿大淋巴结，考虑恶性（转移可能）。

【病理诊断】

(右侧腹股沟)淋巴结转移性低分化腺癌，建议查乳腺及女性生殖系统。

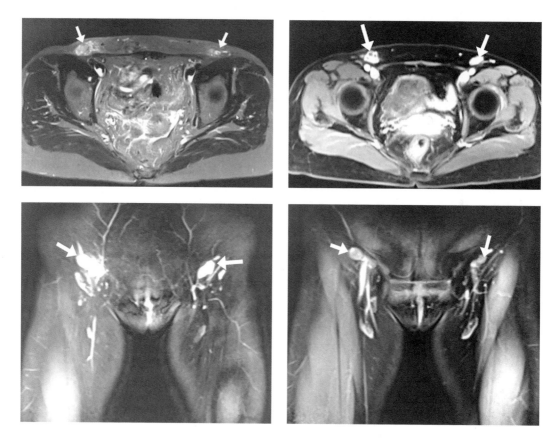

图 7-5　腹股沟 MRI

病例 6：转移性腺癌

【简要病史】

女，57 岁，患者半年前曾因腹部不适，至医院检查肿瘤标志物 CA-199 值升高，PET-CT 检查示右侧腹股沟淋巴结肿大。

查体：右腹股沟可触及大小约 1.5cm×1.0cm 肿块，质韧，边界清，按压后疼痛，活动度尚可，表面皮肤未见明显异常。

【MRI 平扫和增强诊断印象】

右侧腹股沟见分叶状软组织信号影，大小约 1.1cm×1.6cm，呈 T1WI 等信号、

T2WI 稍高信号，弥散受限，增强后明显均匀强化。两侧腹股沟散在数个小淋巴结（图 7 -6）。

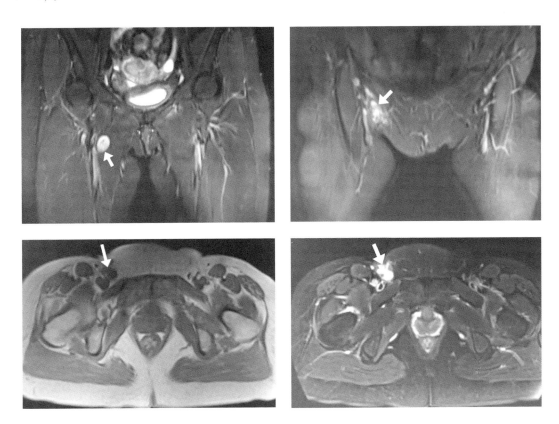

图 7 -6　腹股沟 MRI

【诊断结论】

右侧腹股沟软组织信号影，考虑肿大融合淋巴结；

两侧腹股沟多发小淋巴结。

【病理诊断】

（右腹股沟）转移性腺癌。

病例7：淋巴结反应性增生

【简要病史】

女，55岁，患者6个月前无意中发现右腹股沟一肿块，逐渐增大，门诊B超检查示右腹股沟皮下直径约4.7cm大小囊性肿块。

查体：右腹股沟皮下触及大小约5cm×3cm肿块，与周围组织界限清晰，活动性一般，无压痛，表面皮肤完整，无破溃。

【MRI平扫和增强诊断印象】

右侧腹股沟（缝匠肌与髂腰肌肌间隙处）可见多发囊性T1WI等信号、T2WI高信号，呈长条状，大小约5.7cm×2.3cm，增强后边缘可见环形强化，与邻近肌肉分界尚清，与筋膜分界不清，双侧腹股沟处未见明显肿大淋巴结影。余周围软组织未见明显异常信号影（图7-7）。

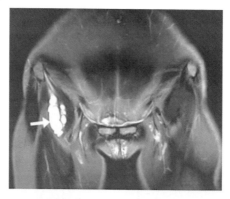

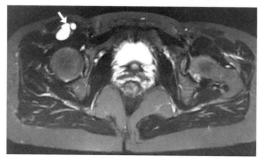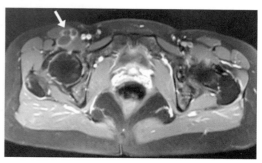

图7-7 腹股沟MRI

【诊断结论】

右侧腹股沟占位，考虑脉管源性肿瘤。

【病理诊断】

（右腹股沟）淋巴结倾向反应性增生。

 # 病例8：淋巴结反应性增生

【简要病史】

女，47岁，患者5个月前无意中发现左侧腹股沟区一肿块，最初红枣大小，无疼痛不适，半年前在外院行盆腔MRI示：宫颈癌治疗后，左侧腹股沟区及大腿根部软组织增厚，建议穿刺活检。遂行活检，结果示：见大量淋巴细胞增大，细胞增生活跃。

查体：左侧腹股沟区可触及大小约6cm×3cm肿块，质硬，边界清，无压痛，活动度差。

【MRI平扫和增强诊断印象】

左侧腹股沟区可见不规则T1WI等信号、T2WI高信号影，呈分叶状，大小约6.2cm×3.5cm，增强后明显实体强化。右侧腹股沟区小淋巴结影，未见明显肿大淋巴结。盆腔未见积液影（图7-8）。

【诊断结论】

左侧腹股沟区淋巴结肿大。

【病理诊断】

（左侧腹股沟）淋巴结反应性增生。

【说明】

各种损伤和刺激都可引起淋巴结内的淋巴细胞和组织细胞反应性增生，使淋巴结肿大，称为淋巴结反应性增生，为良性病变。其成因很多，细菌、病毒、毒物、代谢的毒性产物、变性的组织成分及异物等，都可成为抗原或致敏原刺激淋巴组织引起反应。

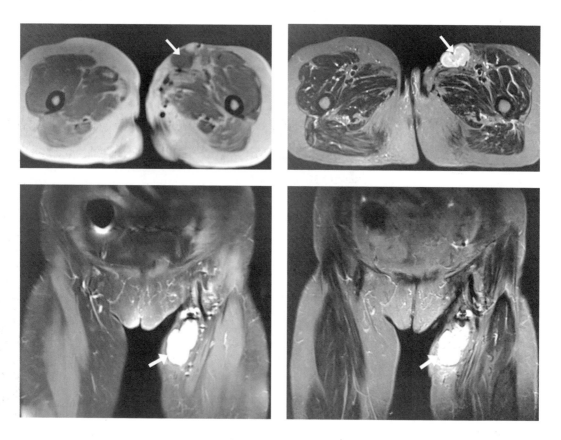

图 7 - 8 腹股沟 MRI